JN326074

行列のできる歯科医院 6
繁盛のヒミツ

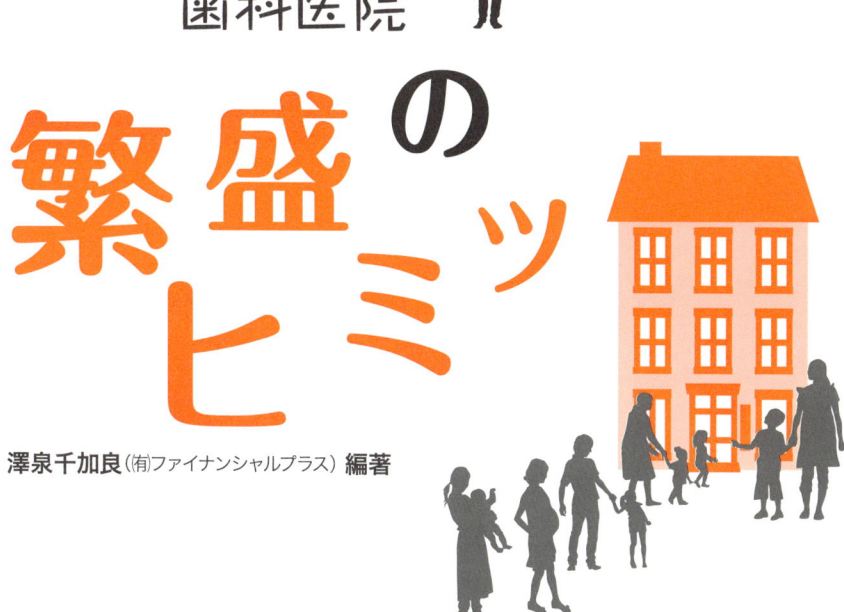

澤泉千加良（有）ファイナンシャルプラス）編著

デンタルダイヤモンド社

刊行にあたって

　近年、全国的に歯科衛生士の採用・定着が難しい状況が続いています。ところが、なかには地方都市でも、多くの歯科衛生士が生き生きと活躍している歯科医院もあります。

　そのような歯科医院では、医院自体が総力を上げて「つねに成長を目指している」、歯科衛生士が仕事にやりがいを感じて「長く働き続けたい」と思うようなシステムが構築されているなど、多くの共通点や特徴があるようです。

　以上の観点から、月刊デンタルダイヤモンドでは、「歯科衛生士が活躍する繁盛歯科医院」というコーナーを設け、歯科医院経営のコンサルタントやサポートを行っている澤泉千加良先生（㈲ファイナンシャルプラス）にコーディネートをお願いし、1年間の連載をスタートさせました。

　連載では、歯科衛生士の採用・定着に力を入れ、常に成長を目指している全国の歯科医院の院長に、歯科衛生士の採用面接や採用までのステップ、さらには歯科衛生士の環境整備（待遇や教育、福利厚生等）を中心にご紹介いただきました。

　おかげさまで読者から好評の声を多数いただいたため、1年間の予定を延長し、2年のロング連載となりました。

連載中、そして終了後に、「各医院の取り組みを比べてみたいので、1冊にまとめてほしい」「もっと連載を続けてほしかった」などのご要望が読者から編集部に寄せられました。そこで、コーディネーターの澤泉先生に相談し、既掲載原稿をポイントに絞って再編集＆詳細な分析の加筆、さらに書き下ろし2医院を加え、『行列のできる歯科医院6　繁盛のヒミツ』を上梓する運びとなりました。

　本書では、行列シリーズ史上最多の18歯科医院が登場し、各医院のユニークな取り組みや考え方など、惜しみなく披露いただいています。

　「繁盛のヒミツ」とはズバリ、歯科医院で働く歯科衛生士をはじめとするスタッフたちの採用・教育・定着にあり、これが高度に達成されたとき、多くの患者さんから支持され、行列ができる歯科医院へと発展できるのではないでしょうか。そう、繁盛するために欠かせないのは、そこで働く"ヒト"であるとネタばらしをしたところで、本文へどうぞ。

2015年2月
デンタルダイヤモンド社　編集部

行列のできる歯科医院 6 繁盛のヒミツ

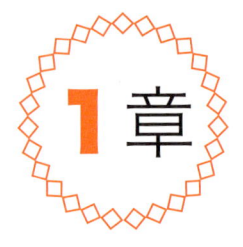

1章 歯科医院の目的・目標（理念）づくり

08 12のクレドを大切に、スタッフを輝かせる！
わたなべ歯科　渡辺 勝

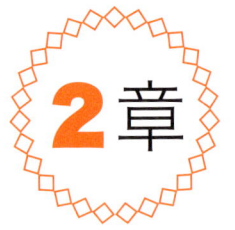

2章 スタッフの採用

18 求人票や就職説明会の工夫、そして存在価値を認め合う社風！
根城よしだ歯科　吉田洋一

26 常識に捉われない採用活動への挑戦が医院に変革をもたらし、ビジョン実現の推進力に！
うえの歯科医院　上野友也

34 感情をコントロールし、ブランク歯科衛生士の積極採用と子育てサポートを！
竹屋町森歯科クリニック　森 昭

42 "全員がファミリー"の視点から採用・教育を考える！
ゆいとぴあ歯科医院　藤本 淳

CONTENTS

bookdesign:CogniTom Academic Design

3章 スタッフの育成

52 小さな島でもできる！
理念＋楽しく、仲よく、輝く！
NATURAL TEETH　**高﨑智也**

60 スタッフに成功体験を促す
"すまいる歯科流スポーツ育成法"
すまいる歯科　**山村洋志明**

68 失敗から学んだ医院改革で、自分もスタッフも成長！
いちき歯科　**市来正博**

76 "みんなの笑顔"のためのスキル＆心の育成！
さき山歯科クリニック　**崎山哲弘**

84 まずスタッフありき！　マニュアルとカリキュラムを充実させ、辞める理由を消去！
アップル歯科クリニック　**吉見哲朗**

4章 スタッフが働き続けたい環境づくり

94 ライセンスをもつプロフェッショナル集団による
チーム診療！ 長所は褒め、短所は愛嬌に変える！
たけした歯科 サクセスインプラントセンター　**竹下賢仁**

102 忘れてはならない教訓を糧に、
"働きたくなる医院"へ邁進する！
なりとみ歯科　**成富健剛**

110 コミュニケーションと絆で
定期来院型歯科医院を創る！
しんくら歯科医院　**藤井秀紀**

118 歯科医療もサービスも環境も、一流を目指す！
内田歯科医院　**内田昌德**

126 やりがい、チームワーク、そして家族の協力が大切！
おおくま歯科／こぐま歯科　**大熊俊宏**

134 人間性を高めてチームワークを発揮し、
ポイント制度で評価！
2丁目石井歯科医院　**石井久恵**

142 "5つの取り組み"で継続的に勤務できる環境を実現！
ひまわり歯科　**岡本佳明**

150 院内感染予防対策が、医院を繁栄・繁盛させる！
はなだ歯科クリニック　**花田真也**

1章

歯科医院の目的・目標（理念）づくり

◉ 12のクレドを大切に、スタッフを輝かせる！（渡辺 勝）

1章　歯科医院の目的・目標（理念）づくり

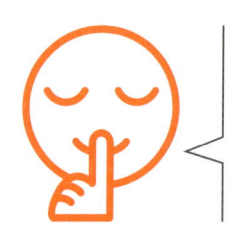

12のクレドを大切に、スタッフを輝かせる！
（渡辺 勝）

わたなべ歯科　基本データ

- 所在地：埼玉県春日部市中央1-21-2 第二駐車場ビル1F
- 面積：約357㎡（約108坪）
- スタッフ：歯科医師2名、歯科衛生士2名、歯科助手（受付）1名、保育士1名
- 1日の平均患者数：30名
- 診療科目：歯科一般・予防歯科・小児歯科
- 診療時間：10：00〜19：00
- 休診日：木・日・祝
- 医院HP：http://www.watanabeshika.net/index.html

「スタッフ」と「チーム力」が自慢

　「健康な方が通い続けられる歯科医院を創りたい」。大学卒業後、さまざまな歯科医院で経験を積むなかで、自分のやりたい診療が日増しに明確になりました。また、目指す医療の方向性が違うと働きにくく感じることや、逆にすばらしいチーム医療の先には1人の力を何倍にもできる可能性があるとも感じました。ですから、志を同じくした仲間と健康を守り育てる診療室を創りたいと強く思い、地元・春日部で開業しました。

　当院の自慢は間違いなくスタッフであり、そのチーム力です。当院のスタッフはみんな「行ってきます」と言って帰宅します。私も「行ってらっしゃい！」と見送るのが日常となりました。彼女たちのもう一つの家、もう一つの家族として、当院が存在していることに、感謝の気持ちしかありません。

> 患者様の笑顔と健康をサポートすることが、私たちのミッションです！
> 私たちは、わたなべ歯科のチームメンバーとして、クレドに基づいた判断と行動をします！
>
> ①私たちは患者様を大切なゲストとしてお迎えします
> ・ゲストファースト:「来てよかった」、「また来たい」と思っていただける対応をします。
> ・ヒアリングファースト:事実・感情・意見・ストーリー、とことん"聴く"を実践します。
> For your smile For your health For your happiness.
>
> ②私たちは予防こそ最高の医療と考えます
> 一人ひとりのリスクに合わせたオーダーメイドのメインテナンスを実践します。目の前のゲストの、次の一歩のために、最善のサポートをします。未来の笑顔のサポーター
>
> ③私たちはプロとして責任をもっています
> 今こそ100%。今こそ私の出番、毎日が本番です。どんな結果も準備が9割。やるならベストを尽くしましょう。人は仕事で輝く
>
> ④私たちはゲストに気持ちよく過ごしていただける状態・環境を作ります
> 好感度 No.1 を目指します。清潔清楚な身だしなみ、整理整頓・清掃されている状態で患者様をお迎えします。笑顔に優る化粧なし
>
> ⑤私たちは安全第一で診療を行い、常に安全のアンテナを立てるようにします
> 一人ひとりのリスクに合わせたオーダーメイド、ゲストの安全と自分たちの安全のために器具の滅菌、感染予防、機器の整備、備品の選択、安全の確認、危機管理、プライバシー保護を行います。
> 安全・安心・当たり前（AAA：トリプルA）
>
> ⑥私たちは常に向上心、向学心をもち、成長し続けます
> 実力の差は意識の差。限界を決めるのは自分です。できるできないではなく、やるかやらないか。その先は、やるか、やるか、やるか、です。
> すぐやる、必ずやる、できるまでやる
>
> ⑦私たちはチームメンバー同士がお互いに支え合い、刺激し合い、活かし合うチームです
> かけがえのない仲間同士、お互いに For you の精神をもち、正面から向き合います。そして、チームの一員として、チーム4原則を徹底します。
> 【チーム4原則】
> ・チームに対して熱い想いがある。
> ・チームメンバーから尊敬される人物である。
> ・チームメンバー同士、お互いに与え合っている。
> ・チームの目的に対し、自分なりに頑張っている。
> All for one , One for all.
>
> ⑧私たちは当たり前のことを当たり前にします
> 挨拶・約束・期限・時間・礼儀を徹底します。
> 凡事徹底
>
> ⑨私たちは自分が源泉という生き方をします
> どのようなことからも学び、常に改善のために即実践をします。
> 他人と過去は変えられません。自分に何ができるのかを常に考えて行動します。
> すべては最高のタイミングでやってくる
>
> ⑩私たちは支えてくれる仲間の笑顔に感謝し、常にそのときできる最大の恩返しをします
> もらった応援は倍返しにして仲間の応援をします。
> 夢があるから頑張れる。仲間がいるからもっと頑張れる
>
> ⑪私たちはすべての方に感謝します
> ありがとうは魔法の言葉、先手必勝で感謝を伝えます。
> ありがとう、と言えるこの距離にありがとう
>
> ⑫渡辺 勝が私たちのリーダーです
> 院長、ありがとうございます。これからもずっと見守ってください。わたなべ歯科をつくってくださったこと、生まれてきてくださったことに感謝です。ぼくらのまさるくんを大切に

図❶　当院のクレド

　ただ、私は昔から「ただの仲よしチームにはなりたくない」という想いがあり、チーフを任せる歯科衛生士17年目のスタッフをはじめ、かねがね全員にそう伝えています。たとえ厳しいことでも、言うべきことは言う。聞くほうも、自分を思っての言葉に感謝して聞く。これが当院の鉄則です。

当院の宝「クレド」

　当院のスタッフ力を育んでいるのが「クレド」です（図❶）。
　クレド（Credo）とは、"信条"、"志"、"約束"を意味するラテン語で、当

院の価値観や行動規範がすべて記されています。このクレドは5年前、当院1年目のスタッフが1年間かけて完成させた、当院の宝です。何回も書き直しては私やチーフと話し合い、修正を重ねました。クレド作成のなかで、当院の診療方針やスタッフに求めることを、新人スタッフに伝えました。いまではそのクレドを毎朝全員で唱和し、クレドに基づいたそれぞれの行動を全員でシェアしています。新人教育や実習生への教育でも、クレドは大活躍しています。文字で見てあえて声に出す、目で耳で感じることで意識する。人間は忘れる生き物です。ブラッシングや食習慣など、毎日の生活習慣を変えるときと同様に、忘れないような工夫をすることが必要だと思います。

クレド①：私たちは患者様を大切なゲストとしてお迎えします

患者様がいらしたら笑顔で挨拶する。お名前を呼んでユニットに通し、エプロンをかける。これらを新人スタッフに教える際、ずっと"作業"ではなく"あり方"を大切にしてきました。笑顔も挨拶も、もちろん返事も、相手のためにするもの。だから大切にするのは挨拶することよりも、どれだけ相手を思えるか。チーフはそう伝えてくれます。入社直後、できる仕事は少なくても、明るい挨拶で相手を気持ちよく、そして安心させることはできます。診療後、「来てよかった」と思われるように、全員で貢献しようと話しています。

クレド②：私たちは予防こそ最高の医療と考えます

これは当院の軸です。自分たちが何をなすチームにいるのか。そのために自分が身につけるべきこと、学ぶべきことは何なのか。治療計画も、患者様にお伝えすべき情報も、すべてはこの考えに則って組み立てます。

クレド③：私たちはプロとして責任をもっています

昨年、チーフが以下のような内容を発表しました。
「私たちは患者様の身体を預かる医療従事者です。患者様は私たちを信頼

して医療行為を任せてくださいます。そして院長も、予防処置業務や歯周疾患患者の初期治療業務を、私たちを信頼して任せてくださいます。"任せるに相当する技術・能力"があると判断して、私の技術や能力（コミュニケーション含む）を信頼し、指示してください。私に後輩の歯肉縁下のインスツルメンテーション後の確認や、検査後の予防計画立案前のすり合わせを任せていただけるのも、"医院の診療方針を院長と同等に理解している"との信頼のもとです。もちろん任されるまでには、相当のトレーニングとディスカッションが必要です。信頼とは、勝手にできあがるものでも、医院や先輩が与えてくれるものでもなく、自ら築くものです。普段の学ぶ姿勢や練習する姿勢が、常に評価されています。それが"プロとして仕事をすること"だと思うのです。私たちには、プロとしての自覚が必要です」

　私は、彼女には厳しいことも遠慮せずに伝えてきました。行ってほしいセミナーや読んでほしい本、会ってほしい人をどんどん紹介しました。伝えたい想いがありました。彼女にどう思われるかを気にするより、とにかく彼女の成長に必要なものを自分の成長とともに共有してきました。それらすべてが、いまに結びついているのだと思います。

クレド④：私たちはゲストに気持ちよく過ごしていただける状態・環境を作ります

　当院に身だしなみに関する決まりはなく、あるのはお互いを見て、ダメなものはダメと言い合える風土だけ。言われたほうも自分軸の好みではなく、客観的にどう見えるかを優先しています。整理整頓は全員で意識し続けています。

クレド⑤：私たちは安全第一で診療を行い、常に安全のアンテナを立てるようにします

　全員がこの考えを優先してくれると、術者は安心して診療に集中できます。誰かだけではなく全員が守ることとして、このクレドを重宝しています。また、クレドに則ってさえいれば、私の指示を待たずに動く判断を任せられますので、万一のときの一歩が遅れないよう、普段からあえて口にしています。

クレド⑥：私たちは常に向上心、向学心をもち、成長し続けます

　チーフは口癖のように「実力の差は意識の差」と言っています。「まぁ、いいか」がどれだけ自分の成長を止めてしまうか。どれだけ臨床に、一つ一つの仕事にこだわりをもてるのか。練習しよう、勉強しようと思うのも、意識の差。意識が行動を創り、行動が実力を育む。毎日の選択が1年後の自分を創る。わかってはいても、忙しい日常で実際にどれだけ研鑽に時間と労力を費やせるか。それはやはり意識の差なのです。人は環境に影響されます。スタッフが学び続ける姿勢をお互い見せ合うことに、感謝しています。

クレド⑦：私たちはチームメンバー同士がお互いに支え合い、刺激し合い、活かし合うチームです

　よく、「みんな仲がよくていいですね」と言われます。もちろん、仲はよいです。では、誰でも入社できるか？　答えはNOです。当院への入社にはいくつか段階があります。まずは1日見学の申し込み。この時点で当院のHPを見ておいていただきます。その後、当院のブログを過去3ヵ月分以上読んで検討してもらいます。当院の空気に触れ、ブログを読み、当院の活動や考えを知ったうえで、「この医院で働きたい！」と思えたら、チーフとの面接に進みます。そのうえで私と最終面談し、正規採用となります。

　当院では、「仕事も人生の一部」と考え、「仕事だけできていればよい」では通用しません。たくさんの仕事や歯科医院のなかから、当院を選んでくれたからには、そのスタッフの人生やご両親への責任があります。かわいくて仕方がないからこそ、その成長に必要なかかわりを提示しています。この想いは私だけではなく、全スタッフがお互いにもってほしいと伝え続けています。

クレド⑧：私たちは当たり前のことを当たり前にします

　たとえば、予約の時間は患者様との大切な約束。約束は守るのが当たり前です。ご自分の予定を調整して約束の時間にお越しいただいた方に、時間ど

おりに期待された処置と対応を行う。そのためには全員が一つ一つ与えられている仕事を確実に行う必要があります。

クレド⑨：私たちは自分が源泉という生き方をします

　問題を環境や他人のせいにしているかぎり解決しません。自分に何ができるのかを考え、行動することで変化します。つい人に求めてしまいがちですが、まずは自分から。何が起きても、それを成長に繋げるチャンスに変えられるよう、自ら行動します。スタッフにもこの考えが定着し、新人スタッフ同士も自然に"次はどうしたらよいか"を考えてくれます。

クレド⑩：私たちは支えてくれる仲間の笑顔に感謝し、常にそのときできる最大の恩返しをします

　私一人では診療は成り立ちません。安心して任せられる歯科衛生士、そして受付が、それぞれ最高のパフォーマンスをしてくれます。滅菌や材料の発注なども、当院に欠かせない大切な業務です。いま私は開業時に想い描いた歯科医療を思い切り実践しています。その想いに賛同し応援してくれるスタッフ誰一人が欠けても、それは成り立ちません。もちろん、そういった想いを私に抱かせてくれた諸先輩方、刺激を与え続けてくれる勉強会の仲間たち、そして家族も……。周囲の仲間を応援する行為にスタッフを巻き込むことで、いつの間にか感謝を形にする姿勢や、相手のために動く姿勢をもつようになってくれました。いまでは私のほうが、学ぶことが多いほどです。

クレド⑪：私たちはすべての方に感謝します

　たくさんの方に支えられて、いまの当院があります。感謝は思っているだけでは伝わりません。毎日の朝礼で、全員が感謝のスピーチをしています。スタッフへの感謝、家族への感謝、時には電車が動いていることや美味しいご飯への感謝の言葉をシェアすることも……。毎日行うので、それぞれが何を感じているのかも共有でき、何より感謝の言葉を聞いて全員が気持ちよく

診療に臨めます。ありがたいことに、医院への感謝を口にし、朝から涙でスタートすることも珍しくありません。日常生活でも感謝へのアンテナの感度が高くなっているようで、嬉しいかぎりです。

クレド⑫：渡辺 勝が私たちのリーダーです

　クレド作成時、この項目を最後に入れることだけはすぐに決まっていたようです。1年目のスタッフがそう記してくれたことは、正直驚きました。その詳細にある"見守って"という表記（図❶）に異論を唱えましたが、スタッフの全員一致で修正なしになったようです。私が意見を述べても、トップダウンにならない雰囲気が、たまらなく嬉しかったりもします。そして、このように思ってくれるスタッフには、感謝しかありません。

　クレド作成の1年は、毎日が貴重でした。私は書いてくれたものを修正することでしか伝えられず、新人スタッフは一生懸命考えて書いてきたものを、違う、そうじゃないと言われる日々……。新人スタッフには、嫌な作業だったと思います。ですが、最初は言われて作っていたものの、修正を繰り返すうちに、「絶対によいクレドを作る！」という気持ちにシフトしたようにも思います。表面的な理解では私が納得しないことが伝わったのでしょう（笑）。言葉ではなく、こだわる姿勢、大切にしたいものをとことん大切にする姿勢を見せることが、いまのスタッフの成長に繋がっていると思います。

　私がスタッフに望むこと。それは、開業当初は同じ志をもってほしいとか、高い技術や知識を身につけてほしいとか、結果的には自分のため、医院のために欲するものでした。ですが、いまは違います。スタッフには、仕事を通しての人間的な成長を望んでいます。そのスタッフ自身の人生が、仕事を通じて輝くように……。人は人で磨かれる。私は、スタッフを輝かせることこそが、繁盛のヒミツだと思っています。

Message from 澤泉千加良

理念（目的・目標）が採用・育成・歯科医院づくりなど、すべての行動の指針となる！

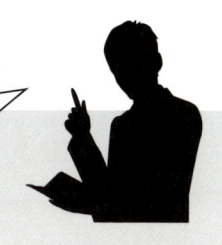

スタッフ満足歯科医院づくりで繁盛！　の成功ポイント

　チームで医療を行う歯科医院。チームとは、「達成すべき共通の目的・目標のために、補完的なスキルを備え、協力し合える少人数の集合体」と定義されます。歯科医院の「理念」というチームの目的・目標がなければ、その達成のために必要な想いやスキルをもったメンバーの採用や育成、歯科医院づくり、そして、チーム医療の実践など、すべての行動はできません。

スタッフ満足歯科医院づくりの実践の分析

　行動において、「理念」とはカーナビの「目的地」のようなもの。「目的地」が左折、右折、直進など、行動の選択に繋がっています。歯科医院の「理念」も、院内すべての行動の選択において重要です。

　わたなべ歯科でも、歯科医院の「理念」に基づいた「12のクレド」をスタッフが主体となってつくり、医療の提供、採用、育成、歯科医院づくりなど、院内すべての行動を、「12のクレド」を判断基準にしています。また、「12のクレド」がスタッフの心とスキルを育てるトレーニングプログラムとなっていることも印象的です。

　「知っていること」と「できること」とは、まったく違います。その間には大きなギャップがあり、それを埋めて「できる」ようになるためには、知っていることを意識して、行動（トレーニング）を続けることが必要です。この「知っている→意識して行動する」という流れは、心の成長やスキルアップなど、人の成長に欠かせません。わたなべ歯科では、「12のクレド」を毎朝全員で唱和することで意識し、行動することで、一つひとつのクレドができるようになる取り組みを、スタッフ全員で継続的に実践しています。

　また、「12のクレド」という行動の判断基準があることで、指示を待つことなく自主的に行動できるスタッフを育てています。つまり、「12のクレド」が、スタッフを歯科医院の「理念」の達成に貢献できる人材、チームへと成長させているのです。

1章　歯科医院の目的・目標（理念）づくり

クレド考案中……

2章
スタッフの採用

- 求人票や就職説明会の工夫、そして存在価値を認め合う社風！（吉田洋一）
- 常識に捉われない採用活動への挑戦が医院に変革をもたらし、ビジョン実現の推進力に！（上野友也）
- 感情をコントロールし、ブランク歯科衛生士の積極採用と子育てサポートを！（森 昭）
- "全員がファミリー"の視点から採用・教育を考える！（藤本 淳）

2章　スタッフの採用①

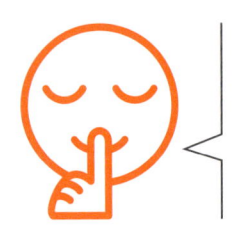

求人票や就職説明会の工夫、そして存在価値を認め合う社風！
（吉田洋一）

医療法人 スマイルクリエイト 根城よしだ歯科　基本データ

- 所在地：青森県八戸市根城9-4-7
- 面積：約250㎡（約80坪）
- スタッフ：歯科医師4名、歯科衛生士7名、歯科助手（受付）6名、保育士2名、歯科技工士1名
- 1日の平均患者数：約90名
- 診療科目：一般歯科、矯正歯科、小児歯科、予防歯科、審美歯科、インプラント
- 診療時間：9:00～19:00
- 休診日：日・祝
- 医院HP：http://www.n-yoshida.jp/

　当院の診療理念は、「私たちは強い絆の元に、心からのありがとうの溢れるプロフェッショナルチームである！　Good Luck!!」、そして医院の使命は、「私たちのミッションは、人生が変わるサポートをすることである」と掲げています。つまり、「スタッフメンバー各職種のチームワークによって自分が仕事をできていることを自覚、感謝し、全国トップレベルの高度歯科医療を提供するプロフェッショナルであり続け、患者さんから本当の感謝をいただける仕事をしよう！」という理念です。また、歯科医療という仕事を通じて、患者さんの人生がより豊かに変わっていく、そのサポートをすることが私たちの使命だという想いで診療しています。

コミュニケーション能力

　「人間が好き！」、つまり人と出会ったり話したり、コミュニケーションを

とるのが好き！　という方を求めています。当院は患者担当制でもあることから、患者さん一人ひとりの生活背景、性格、職業を把握し、その方に合った予防プログラムのなかでう蝕、歯周病に関するアドバイス、サポートをさせていただくような、患者さんに寄り添った人間関係が必要です。

　人間が好きで患者さんを想って真摯に向き合い、その方が健康になって人生が豊かになることをともに願い、行動する……。それらができれば、歯科衛生士として直面する多くの問題のほとんどを解決できると、私は思っています。もちろん、専門技術の研鑽や専門知識の勉強を続けることは当然です。「誰のために、何のために仕事をしているのか？」というビジョンがしっかりしていれば、技術や知識は必ず伸びてくると思います。

歯科衛生士という職業に自信と誇りを！

　私は歯科衛生士に、「歯科衛生士という職業に自信と誇りをもってほしい」と考えています。歯科衛生士は、医師、歯科医師、看護師に劣らない、非常に尊い仕事です。口腔内から患者さんの健康をサポートし、歯周病やう蝕の予防に取り組んだり、ホワイトニングを通じて患者さんが自分自身を好きになるお手伝いをしたり、病気にならないように定期的にメインテナンスで通っていただくことで、患者さんが最も相談しやすい心の支えとなる医療従事者の1人になれるからです。

　口腔内を健康にすることで、全身疾患を改善、予防し、心身ともに健康を保つ……。予防やメインテナンスで、健康なときから定期的に拝見することで、些細な変化や異変に気づける……。子どもの発音、発育のサポートができる……。他にも、歯科衛生士にしかできないことがたくさんあるのではないでしょうか。歯科衛生士には、ぜひ自分の職業に自信をもってほしいです。

求人票（院長の文章つき）

　当院では、各歯科衛生士専門学校に求人票と一緒に院長である私自身が書

いた文章を添付してお渡ししています。内容は、どのような歯科衛生士に来てほしいのか、自院の特徴など、自分に合った就職先を探している不安な学生の気持ちを汲み取って書いています。

ポイントは、「決して歯科衛生士であれば誰でもよいわけではない」ということです。当院が求める歯科衛生士像、当院に来てくれたらお互いにマッチできる歯科衛生士像を、求人票で伝えるようにしています。「就職先選び＝結婚相手選び」というくらい、就職は人生に大きな影響を与えます。そのため、われわれ雇用側も真剣に取り組み、学生にも自分に合った歯科医院を本気で選んでほしいと考えています。

就職説明会

学生が一歩行動しやすいように、当院では毎年9～10月ごろに1～2回、就職説明会を行っています。学校にもよりますが、国家試験ギリギリまで就職先が決まっていない学生が多いところもあるようです。私は9～11月までには就職先が内定し、その後は国家試験の勉強に集中でき、またそれを応援したいと考えています。ですから、11月には就職先を決めてもらうのがよいと思っています。その選択、決断を応援するためにも、就職説明会は非常によいと考えています。

就職説明会は、パワーポイントを用いて先輩歯科衛生士が進行します。主な内容は以下のとおりです。
1）先輩歯科衛生士による医院紹介と予防の取り組みの説明（30分）
2）先輩歯科衛生士による自分の学生時代から現在に至るまでの葛藤、成長、進化を写真と動画を組み込んで雰囲気が伝わるように説明（30分）
3）診療中の院内を見学（30分）
4）一緒にランチタイム（30分）

昼食はサンドイッチなどを医院で用意しています。昼食をとりながら、感想や質問などを参加者とスタッフが聴き合うことで、お互いの雰囲気も伝

わってくるようです。

　実際、先輩歯科衛生士に医院の取り組みや学生時代からいままでを直接聞くと共感できることが多く、学生に勇気を与えているようです。現在、活躍している先輩歯科衛生士のなかには、学生時代は意識が低く、友だちと遊ぶことやアルバイトに明け暮れていた方もいるでしょう。誰でも、いつからでも成長できますし、やる気にさえなれば、どのようにでも変わることができると伝えたいのです。

1次面接

　就職説明会後1週間以内に連絡をもらい、学生自身が就職を検討、希望するかを聞き、院長による1次面接に進みます。履歴書をもとにヒアリングを行い、どのような人間性か、主に仕事観について話し、反応をみます。これからともに働く方なので、「医院理念や方針、何のために誰のために仕事をするのかの共通意識をもっているか、これからもてそうか」、「成長のために自己投資する覚悟があるか」などを確認します。

　まだ人生経験の浅い学生が多いので、就職説明会やそれまでの説明の理解度が低かったり、自分の向き、不向きを理解できていない場合も多くあります。ですから、基本的には院長の直感力と人を見る目、その責任によるところが大きいです。「一緒に働いていけるメンバーか？」、「当院で働くことがその方の歯科衛生士人生、一生を豊かにすることになるだろうか？」、「その方を結婚、出産後も一生雇用し、サポートしていく覚悟が自分にもてるだろうか？」を真剣に考えて判断します。

2次面接

　2次面接では、事前に内容を伝え、数名の先輩歯科衛生士の前でホワイトボードを用い、10分間のプレゼンテーションをしてもらいます。目的は、①TBIなど、歯科衛生士として患者さんに説明するためにコミュニケーショ

ン能力や伝達力が必要になるので、その適正をみる、②声に出して想いをプレゼンすることで、自分自身に強い決意、想いが根づくことです。逆に、本当に想っていることでなければ、行っている本人が違和感を覚え、就職を辞退することもあります。③先輩歯科衛生士が真剣に後輩を選考し、採用後「この後輩を育てたい！　教えてあげたい！」と思えるように、頑張っている姿を見て共感することです。プレゼンテーションの題材は、「歯周病」、「歯科衛生士としてこれから貢献できること」、「自分の理想の歯科衛生士像」などです。

　みなさん、自分で考え、練習してきた内容を一生懸命にプレゼンします。先輩の前でかなり緊張すると思いますが、その緊張を乗り越えて発表することで、自信にも繋がります。また、評価し応援する先輩歯科衛生士も昔の自分を思い出し、昔の自分と比較して自己を再評価することで、先輩としての自覚が生まれ、後輩への思い入れも深くなると思います。発表してくれた方には、よいところ、すばらしいところだけを承認して褒めます。

採用

　採用にあたっては同職種の先輩歯科衛生士を中心にスタッフ全員の意見を聞き、無記名の投票用紙に採点やコメントを書いてもらいます。採用後に実際に教育するスタッフを中心に、全員がかかわって採用することによって、全スタッフが採用後に新人教育の当事者意識をもつこと、ひいては医院全体への当事者意識をもてる幹部スタッフの育成にも繋がります。

試用期間

　3ヵ月の試用期間中に、以下のような新人オリエンテーションを、昼休みの30分×4回行います。
1）先輩歯科衛生士から：医院の歴史、構成人数、職種、システム、治療の流れ
2）院長から：医院の理念、使命、歯科界の現状、歯科界のこれから
3）先輩から：社会人としての常識、ルール、服装・髪型、就業規則

事前に資料を渡してノート代わりに書き込んでもらい、後日穴埋めの筆記テストを行います。テストが80点以上で正社員に登用されます。

正社員登用

テストに合格すると正社員になり、終礼でスタッフ全員からお祝いされます。その際、メンバーTシャツ、名札バッチ、寄せ書きアルバム、賞状が贈られます。また、正社員登用の報告と記念写真を、ご両親と学校に送っています。

歯科衛生士定着のポイント

point 1 必要とされる存在であることの自覚：歯科衛生士定着で一番のポイントは、その方が医院にとって唯一無二の存在で、医院にとって、院長にとって、患者さんにとって、必要不可欠な存在であることを伝え、行動で示し、理解してもらうことだと思います。

point 2 歯科衛生士という職業の価値の認識：歯科衛生士という職業が、医師や歯科医師、看護師と同じように、一生その職業を全うする価値があることを理解、自覚してもらう必要があると思います。患者さんにとって、担当する歯科衛生士は治療、予防、メインテナンスを含め、自分の心身の健康を維持し、人生を豊かにするための大切な生涯のパートナー＆サポーターです。

point 3 フォローアップ態勢：月に1度、フリーランスのベテラン歯科衛生士を招き、カッコイイ一流の先輩と直接触れ合うことで、技術や知識のみならず、人間力を磨いています。また、入社してトレーニング期間が終わると、担当患者さんが決まります。当院は完全担当制なので、その患者さんの人生をサポートする覚悟をもって仕事をしてもらいます。週に1度の歯科衛生士ミーティングで、症例検討や相談など、先輩、同僚にアドバイスをもらいながら、診療を進めていきます。

point 4 全員で"よいところ"を挙げる：入社3ヵ月の新人教育で、とても重要な取り組みをしています。それは"サンキューDAY"です。昼礼や終礼

時に、新人スタッフのよいところを1人1つずつ、全員が発表します。最初は見た目や行動が伝わりやすく、伝えるほうも言いやすいようです。

　このプラスのストロークで承認し続けることで、新人スタッフも自分のよいところに気づき、やりがいが出てきます。また、伝える先輩側も、新人スタッフにたくさんよいところがあるにもかかわらず、つい、できないところに焦点を当ててしまいがちですから、よいところを見つけるトレーニングにもなります。慣れない環境とわからないことだらけでは、ミスをして当然です。新人スタッフは自信を失い、落ち込む機会はいくらでもあるため、それによってもともとの長所が埋もれてしまわないようにするこの取り組みはとても重要です。読者の先生方もぜひ取り入れてみてください。

point 5　外部セミナーへの参加：当院では外部セミナーにも積極的に参加してもらいます。入社1〜2年目では仕事観や社会人としての在り方を学ぶセミナー、予防や歯周病の基礎を学ぶセミナーに行ってもらいます。セミナーに応じて、医院が費用を全額または一部負担します。

point 6　復帰しやすい環境の整備：歯科医院は女性の多い職場ですので、結婚、出産も多くあります。そのため、出産後に職場復帰をしやすい環境づくりとして、産休・育休制度、そして院内に保育士を常駐させるなど、スタッフが親子で出勤し、子どもを預けて仕事ができるようにしています。

●

　歯科衛生士という職業の素晴らしさをもっと多くの方に知っていただき、歯科衛生士を目指す方がもっともっと増えることを願ってやみません。また、歯科衛生士専門学校の学生や歯科医院で働く歯科衛生士がもともともっているすばらしさや魅力、才能を開花させ、歯科医院で活躍し、素敵にキラキラ輝く女性になること、そしてそれを支え、育んでいく歯科医院が増えることを心から願っています。

Message from 澤泉千加良

> 採用する側＆採用される側、双方の情報表現の拡大で、ミスマッチからベストマッチへ！

スタッフ満足歯科医院づくりで繁盛！　の成功ポイント

　入社を希望したスタッフ側、採用した歯科医院側の双方から聞かれるのが、「思っていた歯科医院、先生、スタッフ、仕事と違った」、「思っていた人と違った」というミスマッチ。双方の「情報不足」により、少ない情報で相手を想像することが、お互いのミスマッチを引き起こす大きな原因です。双方が自分の情報を提供し、相手の情報を把握するためのさまざまな機会を設けることが、ベストマッチ採用のために大切なのです。

スタッフ満足歯科医院づくりの実践の分析

　「ジョハリの窓」（下図）をご存じでしょうか？　これは、心理学者ジョセフ・ルフトとハリー・インガムが発表した「対人関係における気づきのグラフモデル」です。主に対人関係やコミュニケーションを良好にするなどの取り組みに活用されています。そこでは、「自分が知っている・自分が知らない」、「他人が知っている・他人が知らない」という2つの軸から、自分のことを「4つの窓」で表します。

　根城よしだ歯科でも、「求人票情報拡大」「就職説明会」「診療中の院内見学」「勤務しているスタッフとのランチ」「院長との面接」「スタッフとの面接」「就職希望者の勤務しているスタッフへのプレゼンテーション」など、双方が自分の情報を提供し、相手の情報を把握するための機会をいくつも設けています。

	自分が知っている	自分が知らない
他人が知っている	(A) 明るい窓 自分もわかっており他人も知っている自分	(C) 盲目の窓 自分は気づいていないが他人は知っている自分
他人が知らない	(B) 隠された窓 自分ではわかっているが他人にはわからない自分	(D) 未知の窓 自分も他人も気づいていない自分

◀自分を「歯科医院（院長、歯科衛生士、スタッフなど）」、他人を「入社を希望する応募者」と考えた場合、採用時に歯科医院が情報提供する機会や応募者と接する機会が少ないと(A)の窓がとても小さく、応募者はその小さな(A)の窓で(B)の窓など、歯科医院を想像するため、ミスマッチの原因となる。自分と他人を入れ替えて考えても同じ。この「双方の情報不足」をなくすには、表現しないと相手がわからない(B)の窓のことを相手に表現するために、双方が相手に自分の情報を提供する機会や歯科医院とスタッフが接する機会をいくつも設けて(A)の窓を大きくし、相手が自分（歯科医院）に適しているかを判断する必要がある

2章　スタッフの採用②

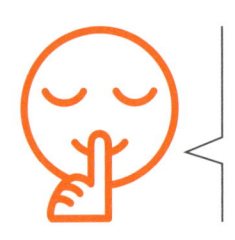

常識に捉われない採用活動への挑戦が医院に変革をもたらし、ビジョン実現の推進力に！

（上野友也）

医療法人 ヴァリタス オーラルケアセンター うえの歯科医院　基本データ

- 所在地：神奈川県横浜市鶴見区東寺尾 6-29-14
- 面積：約 452㎡（約 137 坪）
- スタッフ：歯科医師 3 名、歯科衛生士 3 名、歯科助手（受付）2 名、管理栄養士 2 名、保育士 1 名、トリートメントコーディネーター 1 名
- 1 日の平均患者数：約 80 名
- 診療科目：一般歯科、予防歯科、小児歯科、高齢者歯科、矯正歯科、口腔外科、審美歯科、障害者歯科、インプラント
- 診療時間：9：30 〜 19：00（日曜は 9：00 〜 14：30）
- 休診日：木・祝
- 医院 HP：http://www.veritas-occ.jp/

採用活動の変革がもたらした成果

　私にはどうしても実現させたいビジョンがあります。それは、社員食堂や保育園の立ち上げに加え、人材育成会社ヴェリタスインフィニティを 2022 年に設立し、歯科業界に情報発信できる歯科医院のモデルになることです。最終的には一人ひとりのスタッフが輝く舞台を用意し、地域社会へと貢献する、そんなビジョンを描いています。

　このビジョンは患者様の満足度をもっと高めたいという想いから生まれました。私は当院を 2002 年に開業してから、「自分が本当に創りたい医院とは何か」ということと向き合い続けてきました。開業は自分のためではなく、医院を利用する患者様のための開業であるからこそ、その要望にとことん応えたい、そんな想いが私のなかにありました。地味かもしれませんが、開

業前には患者様一人ひとりに、「いま歯科医院に求めるものは何ですか？」とインタビューを繰り返したこともありました。これが私の原点となっています。

開業当時のスタッフにとって、私の指導はたいへん厳しいものでした。「患者様第一」という想いが強く、そのぶんスタッフに求めるものも高くなってしまい、スタッフとの関係性が悪くなり、スタッフの定着が大きな課題となっていた時期が長く続きました。描いているビジョンを形にしていくためには、患者様と直接かかわるスタッフが心からのサービスを提供できなければ、患者様の真の満足を得られないことはわかっていました。当時、「スタッフはなぜわかってくれないのだろうか」という気持ちと、「自分一人の力ではビジョンを実現できない」という気持ちが入り混じり、どうしたらよいのか途方に暮れていたことを、いまでもよく覚えています。

それでも前に進もうと思った私は、ビジョン実現のために必要なことを明確にし、それに対して自分がもっと学びを深め、実践していく決意をしました。ちょうどそのころにさまざまな出会いが重なり、あるご縁からコンサルティング会社とともにこれらの課題解決に向けて取り組んでいくことになりました。そして、その方法が「採用活動のテコ入れ」でした（図❶）。

【当院の課題】
- スタッフへの理念・ビジョンの浸透
- 事業拡大に向けたスタッフの当事者意識
- ビジョン実現に向けた専門スタッフの獲得

【採用活動後の成果】
- 理念・ビジョンがより浸透し、スタッフが自分事として捉えられるように
- 医院の未来に対する当事者意識が醸成
- ビジョン実現に欠かせない専門スタッフの採用

図❶　当院の課題と採用活動後の成果

「とりあえず採用」からの脱却

「採用活動のテコ入れ」は、人材の採用において「人手が足りないから採用する」といった目先の問題を解決するための採用ではなく、企業のビジョンを実現するための人材採用へと、そもそもの目的を転換することから始めました。採用目的の転換は、医院スタッフ全員で意識を統一していかなければ成し遂げることはできません。「採用活動を通してスタッフの意識変革を

図る」。そんな副次的効果への期待も、この採用活動にはありました。

歯科業界では前例のない採用手法をとることに、当初はスタッフから多くの反対意見が出ました。しかし、この採用活動による医院変革が、ビジョン実現には不可欠という確信があったため、スタッフ一人ひとりに考えをしっかりと伝え、実行へと移しました。

全スタッフで医院理念・ビジョンを見直す

まず最初に行ったのは、職種にかかわらずスタッフ全員で医院理念・ビジョンを改めて見直し、求める人物像まで落とし込むということでした。回り道をしているように思えるかもしれませんが、何時間もかけて、当院の存在意義を一人ひとりがキーワードを出していきながら、全員で1つの文章にまとめていきました。すると、医院理念である「常に患者様を最優先に考え、歯科医療を通じて社会に貢献する」とほぼ同じ内容にまとまり、ビジョンに至ってはスタッフの素晴らしい発想から、私が描いていたものにどんどん肉づけされていきました。この時間を設けたおかげで、いま一度スタッフ全員で理念を共有し直すことができ、全員で同じ方向を向いて走る態勢が整いました。

全スタッフ共通の価値観醸成に成功

スタッフ全員のなかに共通の医院理念・ビジョンがしっかりと落とし込まれた後は、同じように求める人物像を抽出していきました。幹部が考えたものをトップダウンで伝えるのではなく、全スタッフで求める人物像を考えることによって、スタッフたちのなかにも当事者意識が育まれていきました。

当院の求める人物の要件は、
①素直さ：周囲の人や状況を受け入れ、常に感謝できる力
②他喜力：相手の喜びを自分の喜びとし、人のために動ける力
③ワクワク力：何事も前向きに捉えて、楽しみながらチャレンジしていく力
という3点です。ただ単に「求める人材はこんな感じかな」と文章化したの

ではなく、あらゆる角度で検証しながら導き出したことで、求める人材が実際にあらゆる場面でどんな行動をとるだろうかという細部に至るまで、「こういう行動や思考の人がうえの歯科医院に来たら絶対に働いていて幸せだよね」という全スタッフ共通の人物像のフィルターができたことに大きな意味があったと感じています。この副次的効果として、院内でも「こういう行動を自分たちも心がけていくようにしよう」と、自然とお互いに意識し合う風土が生まれました。

全スタッフ参加型の採用プロセス

　採用プロセスを構築する際には、「全スタッフ参加型の採用活動」になるよう留意しました。なぜなら、「就職＝結婚」と考えたからです。お互い一緒になると不幸になると思っているのに結婚する人はほとんどいないでしょう。多くの場合、お互いの価値観が似ていたり、一緒にいて楽しかったり、一生をともに過ごすイメージができる人と結婚をするのではないでしょうか。そして、結婚に至るまでには、「お互いのことを知るための時間」が必要です。

　このことは就職でもまったく同じだと、私は考えています。働き始めたスタッフが医院を離れるのは離婚と同じです。スタッフ側が「そもそも価値観が合わなかった」、「働き方が思っていたのと違った」、「院内での人間関係がうまくいかなかった」と考える一方で、医院側も、「入る前と後では別人のようだ」、「どうもコミュニケーションがうまくとれない」、「もっと向上心をもってほしい」などと考え、さまざまな離婚原因の種が表出することがあります。

　しかし、これは結婚する前にお互いがお互いを理解し合い、関係を深めていくのと同じように、採用する前の段階でしっかりとお互いのことをもっと理解できていたら、このような事態にはならないと考えました。だからこそ、私たちは当院に興味をもってくれた方と、最低限の面接を数回重ねて受け入れるという採用の方法ではなく、「興味をもってくれた方々が、当院に入社して本当に幸せかどうか」を全スタッフがかかわって判断できる時間をもち、

また当院のすべてをその方々に知ってもらう時間をつくり、求める人物像にあてはまる人材にしっかりと当院の魅力を知ってもらえるような採用プロセスを構築しました。以下にその流れを紹介します。

１．説明会

　説明会では、
①本当に活き活きした人生を送るための秘訣を知る
②うえの歯科医院の軌跡と大切にしている考え方を理解する
③うえの歯科医院で働くとしたらどんな未来が描けるかを考える
という３点を目的として、「ゲストナビゲーターによる就活セミナー」、「医院開業の軌跡ムービー上映」、「院長によるトップライブ」、「スタッフ座談会」というコンテンツを用意しました。説明会中には、参加する学生同士で話し合う場などを交えながら、当院への理解を深めていただきました。学生本人にこの時点で当院に共感しているかどうか、当院に興味をもっているかどうかを確認してもらい、次のプロセスに進んでもらいました。

２．選考会

　選考会は２日間かけて実施しました。そのなかで、学生に来院してもらい、現場でスタッフと交流する機会を設けました。また、学生には「うえの歯科医院の10年後のビジョン」を発表してもらうワークに取り組んでもらい、そのプレゼンテーションを全スタッフを前に発表してもらいました。当院と出会ったばかりとは思えない、質の高い学生の発表内容にスタッフも感動していましたし、私自身も学生たちの熱い想いと素晴らしい発想をぜひ実現したいと考え、当院の今後のビジョンにその意見を加えたほどでした。

３．院長面談

　院長面談に進むことを希望してくれた学生は、当院の理念・ビジョンに強く共感し、その実現に向けてともに働きたいという高いモチベーションをもっていました。ここまでのプロセスを踏んできた学生なので、当院の求める人物像であることに間違いはありませんでした。この面談は、結婚条件を

確認するフェーズと考えていました。ですから、細かい条件や働き方などに関して、お互いの意見を交換する時間とし、本当に当院で働くことが幸せなのかどうかを徹底的にすり合わせました。

4．最終選考会

　最終選考会で実施したことは詳しくはお話しできませんが、数々の難関ミッションを企画し、それにチャレンジしてもらい、最終的には笑いあり、涙ありの内定授与となりました。

新卒社員も含めた全スタッフの研修を実施

　この採用活動を通して、価値観が一緒でモチベーションも高いダイヤの原石のような人材が集まりました。そして、「これだけモチベーションの高い新卒社員を迎え入れるのだから、こちらも期待を裏切れない」とスタッフのなかには仕事に取り組む姿勢を見つめ直す気風がますます強くなりました。既存スタッフの主体性が育まれ、自ら行動を起こしてくれることが増すとともに、理念の浸透が促進されていることを日々感じています。

　しかし、このまま何もせずに時間が流れてしまうと、逆に一人ひとりの意識が高くなったが故の衝突なども起こりかねません。そこで、新卒社員・既存社員にかかわらず「チームで仕事をしていく」という意識の醸成を図ろうと考え、講師を招いて全スタッフの研修を、新卒社員が入社した4月に実施しました。この研修では、技術的な内容を一切行わずに、「自分」と「医院」の価値観・ビジョン・目標をしっかりと重ね合わせながら、「自分がこれから担っていく役割」、「自分の成長が医院の成長であること」、「仲間同士の絆を確認すること」をテーマにしました。この研修で一人ひとりの思いや心根を共有し、それぞれのモチベーションを一つの大きな力に変えられました。

採用＝育成＝定着

　歯科医院を経営するなかで、短期的な視点での業績や、目先の問題を解決

しなければ前に進めないということは多いです。しかし、「ひとまず」、「とりあえず」という視点をどこかで切り替えなければ、真に社会に貢献できる歯科医院として、成長し続けていくことは難しいとも思っています。人材採用においても、人材育成においても、医院のビジョン実現から逆算をしていくことが、最も重要であると考えています。

　当院の取り組みは当初、多くの人に歯科業界では無理だろうという意見をいただき、不安もあるなかでの改革実行となりました。しかし、求める人材を採用することは、多くのシナジー効果を生み出しました。求める人材が入社してくれたことで、既存のスタッフは、モチベーションの高い新卒社員の刺激を受け、自らも能力を高めようと主体的に取り組むようになりました。すると、自然とサービスの質が向上し、ビジョン実現に向けた新規事業や新商品開発への足がかりもできました。それらは「患者様の満足」へと繋がり、「患者様の満足」が高まると働くスタッフはますますやりがいを感じ、「スタッフの満足」も高まります。院内のあらゆる制度も、いまあるものを最大限活用しながら、改善すべきものはスタッフとともに改善策を考えていくこともできます。こうして、「スタッフの満足」が高まることは、「スタッフの定着」を意味していると私は思っています。

　当院の場合は、改革のきっかけとなったのが「採用活動」でしたが、どんなことがきっかけでもよいと思います。一人ひとりのスタッフと向き合うということ、ともにそのプロジェクトに取り組み、全員で医院を創っていくという意識が何よりも大切であり、当院で働く歯科衛生士をはじめとする全スタッフが幸せに、そして家族の一員のように働け、自らのキャリアを築いていくことができる環境を整えることが、医院を経営する立場にある人間としての使命だと私は感じています。今後も、組織としてさらに成長を続け、スタッフとともにビジョンを実現すべく、邁進していきます。

Message from 澤泉千加良

「とりあえず採用」から「共感者採用」への移行が、歯科医院の理念・目標の実現に繋がる！

スタッフ満足歯科医院づくりで繁盛！　の成功ポイント

医院理念の実現や医院の継続的な成長には、「歯科医院の理念・目標」に基づき「歯科医院が求めるスタッフ像」を明確にした「アドミッション・ポリシー」（歯科医院の採用受け入れ方針）を基準にした採用を行い、歯科医院の共感者を採用することが大切です。

スタッフ満足歯科医院づくりの実践の分析

歯科医院のスタッフ採用は、歯科医院の規模やサービスなどの拡大のために行う「拡充」目的の採用より、スタッフが退職して人が足りなくなったときに行う「補充」目的の採用が多いのが現状です。「補充」目的の採用では、「スキルを重視して採用する」「経験を重視して採用する」など、「即戦力」に焦点を当てた採用になりやすく、たとえば「人間性」などの他の要素に目が向かず、後々、人間関係などのトラブルを生じる要因の一つともなり得ます。

大学の入試方法の一つに、大学の教育理念や特色にもとづき、大学が「どのような学生像を求めるか」をまとめた「アドミッション・ポリシー」を基準に入学者を決める「AO（アドミッションズ・オフィス）入試」があります。歯科医院においても、理念、目標を実現するための「求めるスタッフ像」を明確にした「アドミッション・ポリシー」を基準にし、「院長の歯科医療や患者さん、スタッフへの想い」「歯科医院の理念・目標」「歯科医院が行っていること」などへの共感者を採用することが大切です。AO入試では、「大学が求める学生像」を明確にすることが重要です。うえの歯科医院でも全スタッフが参加して「医院理念・ビジョン」づくりを行い、それに基づいて「歯科医院が求めるスタッフ像」を明確にして「アドミッションポリシー」を基準にした採用を行っています。それが採用プロセスや採用後研修への全スタッフ参加、そして全スタッフの方向性を一とする共通の価値観醸成へと繋がっています。

2章　スタッフの採用③

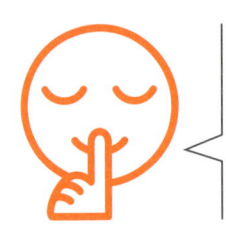

感情をコントロールし、ブランク歯科衛生士の積極採用と子育てサポートを！

（森 昭）

竹屋町森歯科クリニック　基本データ

- 所在地：京都府舞鶴市竹屋20
- 面積：約260㎡（約80坪）
- スタッフ：歯科医師3名、歯科衛生士13名、歯科助手（受付）8名
- 1日の平均患者数：約120名
- 診療科目：一般歯科、インプラント、審美歯科、ホワイトニング、デンタルエステ、予防歯科、矯正歯科
- 診療時間：9：30〜18：00
- 休診日：日・祝（土曜不定休）
- 医院HP：http://morishika.main.jp/

田舎町で開業

「こんなことを言うと失礼かもしれないが、森先生の診療所は舞鶴市というどちらかといえば活力のあまり感じられない市の、しかも立地条件上最悪の場所にある」

『行列のできる歯科医院3』(デンタルダイヤモンド社)で、当院は経営コンサルタントの稲岡 勲先生から、上記コメントをいただきました。当院は人口8万5千人、京都市から約100kmの、日本海に面した田舎町で開業しています。

歯科衛生士の求人をする前に伝えたいこと

1. 検索キーワード

　インターネットで「歯科衛生士」と検索すると、それに続く検索キーワー

ドの一番上に、「辞めたい」と続いていました。試しに、他職種をキーワードとしてしても、「辞めたい」というワードは続きませんでした。さらに調べると、「1位 院長が怒る」、「2位 先輩が怒る」、「3位 残業がある」でした。歯科衛生士が退職や転職を考える動機の1位、2位が院長や先輩との人間関係であることを、われわれは自覚しなければなりません。

２．モチベーション

　私は2007年にMDE（メディカル＆デンタルエステ）協会を開設し、デンタルエステ認定セミナーを開催しています。歯科医師、歯科衛生士が対象で、4日間のほとんどが実習のセミナーです。会場は田舎町にある当院ですが、北海道から沖縄まで、本当に日本全国からモチベーションの高い歯科衛生士たちが集まり、2015年1月現在で330名以上の認定者が誕生しています。

　このセミナーの特徴は、舞鶴市という都市部から離れたところが会場であるため、合宿に近い感覚でセミナーが行われ、ほぼ全員が懇親会に参加してくれることです。参加する歯科衛生士たちの志の高さに、「この人たちはきっと日本を変えるに違いない」と、私はその秘められたパワーを感じています。しかしながら、懇親会では、残念ながら院長への不満も聞かれ、不満合戦が始まることもあります。アルコールが入ることもあり、かなり本音に近い相談を私にもちかけてくる歯科衛生士も少なくありません。

　「歯科衛生士がそのパワーを存分に発揮できない、もしくは退職してしまうのは、診療室における院長との関係がうまくいっていないからだ」。あるときから、私はそう確信するようになりました。

３．感情のコントロール

　歯科衛生士がいきいきと働く繁盛歯科医院とそうでない歯科医院との大きな違いは、院長の感情のコントロールにあるように思います。では、なぜ院長はそれができないのでしょうか。その理由はきっと忙しすぎるからです。多くの院長が多忙で機能不全に陥り、感情が乱れ、つい苦虫を噛みつぶしたような顔になっているのです。言葉ではイライラを発していなくても、毛穴

からそれが出てしまい、歯科医院という小さなコミュニティーのなかで働くスタッフは、いつも院長の顔色を窺いながら働いているのです。

4．幹部スタッフ

それでは、どうしたら解決できるのでしょうか。私は、信頼できるスタッフ、つまり幹部スタッフを育て、任せられることを信頼して託し、院長は院長にしかできないことに集中できる環境を整えるしかないと考えています。しかし、いつもイライラを発している院長のもとでは、信頼できる幹部スタッフは育たないでしょう。ですから、やはりスタート地点は、院長が感情をコントロールして、そのイライラを毛穴から出さないように変身することです。

採用はできることをがむしゃらに

京都市から100kmほど離れた田舎町にある当院周辺には、通学圏内に歯科衛生士学校はありません。そのため、歯科衛生士を目指す者は、親元を離れて歯科衛生士専門学校に通うことになります。どこの地方でもそうかもしれませんが、歯科衛生士の絶対数が不足し、求人方法はハローワークしかありません。そんな地域にあって、当院には歯科衛生士が13名在籍します（そのうち9名が常勤）。どうしてこれだけの歯科衛生士が集まったのかを、ポイントを絞ってお伝えします。

1．ブランクの長い歯科衛生士を雇用する

これは結果的にとても効果のあった方法です。当院には、ブランクが20年ある歯科衛生士がいます。私の知り合い（小学校の同級生）で、歯科衛生士のライセンスをもっていることを聞きつけた私は、彼女に頼み込んで働いてもらうことになりました。ブランクが20年ですから、即戦力ではありません。当時はそれほど歯科衛生士がいなくて苦戦していました。

その彼女が後に大きな存在となりました。彼女は、ブランクがある他の歯科衛生士に勇気を与えたのです。結婚や出産を機に退職する歯科衛生士は大勢います。彼女たちが歯科衛生士として復職するうえで壁となっているのが

ブランクです。ライセンスは活かしたいが、ブランクが怖くて歯科衛生士として復職できないのです。そこで、ブランク20年の歯科衛生士が働いている姿は、彼女たちの希望となったわけです。それからも、ライセンスをもった人がいると聞きつけると頼み込みに行き、数名が入職してくれました。

2．すべての歯科衛生士学校に聞いてみる

地方の特権かもしれませんが、歯科衛生士学校に電話で舞鶴周辺の学生はいるかを尋ねると、教えてくれるのです。学生がいたら、夏休みや冬休みにアルバイトをしないかを声かけしてもらいます。そうして、アルバイトから就職に繋がった歯科衛生士が数名います。

3．親へのアプローチ

これも地方独特の方法です。ズバリ、患者として通院しているお母さんを口説きます。地方には、大学や専門学校に進学しても働き口がなく、郷里に帰りたくても帰れない現実があります。しかし、歯科衛生士なら地方でも就職率100％で、とても魅力的な仕事であるとお話しするのです。親も、進学はさせたいが、郷里に帰って来ないのは寂しいので、娘に歯科衛生士を勧めてくれることがあります。さらに、通っている歯科医院を気に入っていて、かつ働いている歯科衛生士が輝いていたら、より勧めてくれます。加えて、歯科衛生士学校も紹介できれば、卒後、働いてくれる可能性はより高まります。

4．どんどん露出する

先日、校医を務める小学校の先生から、うれしい話を聞きました。それは、女子の将来なりたい職業のトップが「歯科衛生士」だったというのです。毎年、各教室で当院の歯科衛生士がむし歯予防・歯磨きの話をしています。その影響で、歯科衛生士が人気になっているのです。当院は歯科衛生士が積極的にセミナー活動やイベントを催し、どんどん露出します。そういう地道な取り組みが、舞鶴市から歯科衛生士学校に通う生徒の増加に貢献しています。

●

地方では、歯科衛生士の質を選ぶほどの余裕はありません。不適切な表現

かもしれませんが、「歯科衛生士をがむしゃらにかき集める」のが現実だと思います。そうなると、入職後の育成に力を入れないと、組織がガタガタになります。次に、当院がどのように育成を考えているかをお話しします。

"仕事観"を育成する

当院では、"目に見えない部分"、いわゆる"仕事観"の育成に力を入れています。この育成なしに、テクニックや接遇を強化しても、結局は根づきません。組織としてしっかりと仕事観を育成することが大切です。

当院の仕事観は、行動原則として評価制度と連動しています。行動原則は、浸透する仕組みまで作ることが大切です。その方法は、拙著『いつも忙しいリーダーのための指示待ちスタッフが変わる仕組み』（現代書林）に詳しく記載しています。ここでは、毎朝唱和している当院の八訓を紹介します（表❶）。

"働きやすい環境の整備"が定着のポイント

多くの歯科衛生士は卒後、独身で入職します。その後、結婚や妊娠を機に退職し、歯科衛生士自体を辞めてしまいます。子育てが落ち着いたころ、パートスタッフとして復職することもありますが、よほどモチベーションが高く、環境に恵まれていなければ、常勤歯科衛生士を続けるのは難しいでしょう。

この現状に目をつぶり、出産、育児をしながらでも常勤として働ける環境を作らずに、「歯科衛生士がいない」と言っているのは、ざるで水を掬っているようなものです。そのような歯科医院は、いつまで経っても優秀な人材の流出を食い止められません。そんな思いから、私は「女性プロジェクト」を立ち上げ、出産・育児をしながらでも働きやすい環境を整えていきました。

その後、さらに制度を充実させ、子

表❶　当院八訓
- 陰口は言うな、うそはつくな
- 注意してくれた人に絶対ふてくされるな
- 相手の気持ちになって動け
- 他人を見るな、目標を見ろ
- 笑顔で元気よく挨拶しろ
- 人の話はうなづいて聴け
- プラス言葉を使え
- 4D（でも、だって、どうせ、だめ）を言うな

育て中のスタッフは夕方5時に退勤できるようにしました。また、土曜日の保育料や、子どもが病気になっても預かってもらえる病児保育料は医院が負担しています。加えて、子どもの体調不良による遅刻・早退・欠勤は、出勤扱いとしています。

出産・育児を通して働きやすい環境を整えてどうなったのか

ここまで読まれた方のなかには、もともとモチベーションが高いスーパー歯科衛生士は優遇したいが、そうではない、いわゆる指示待ち型の歯科衛生士をそこまで優遇するのは、医院のためにどうなのだろうかという心配があるかもしれません。実は、私もそう思っていました。

しかし、制度を充実させていくと、私は自分の認識を改めざるを得なくなりました。育休後、もともとスーパーだった歯科衛生士はさらにスーパーになり、そして、指示待ち型だった歯科衛生士も、仕事に責任感をもてるようになっていたのです。さらに、当然のことながら、医療人として最も大切な"共感力"を養って戻ってきました。人としていちばん成長できるこの時期を仕事で活かさないのは社会全体の損失でもあると、私は確信しています。

出産・育児を通して働きやすい環境を整えていく際の注意点

「ここで常勤として働かせてもらっていることには感謝しています。ただ、子どもとゆっくり夕食がとれないことがつらいです」

子育て中の歯科衛生士と面談をしたときに、このような話が出てきました。誰しも、大切な人と夕食をともにすることは大切で、とくに小さな子どもがいる家庭ではなおさらです。それを聞いた私は、時間をかけて、子育て中の歯科衛生士は夕方5時に退勤できる態勢を整えていきました。

いちばんの問題点は、子育て中の歯科衛生士が5時に退勤すると、子どもがいない歯科衛生士にその負担がいくことでした。アポイントの調整でその負担の軽減が図れたとしても、精神的に子育て中の歯科衛生士ばかりが優遇

表❷　サポート歯科衛生士への優遇制度例
- 誕生日休暇を与える
- サポート歯科衛生士だけで慰安旅行（子育て歯科衛生士は診療）
- 賞与で評価する

されている感は出てきてしまいます。そこで、サポートする歯科衛生士にも、いくつかの優遇制度を設けるようにしました（**表❷**）。

余剰人員が宝となる

　子育て中の歯科衛生士は、子どもの体調不良によってどうしても急な欠勤が増えることはやむを得ません。そのたびに、診療のパフォーマンスを落とすわけにもいきません。そのため、当院では2割ほどを目安に、余剰人員を確保しています。つまり、全員出勤しているときは、人が余ってしまいます。しかし、私はこの全員出勤しているときこそが、経営戦略の日だと考えています。当院には10年以上勤務しているスタッフが9名います。つまり、私の考えをしっかり汲み取り、経営者感覚をもって仕事ができるスタッフがたくさんいるのです。いわば、"経営者感覚集団"です。余剰の時間を使い、増患、増収、患者満足度向上、スタッフ満足度向上を図れることを考え、実行するようにしています。この時間こそが、当院の宝です。私は私しかできない診療に没頭でき、経営者感覚集団が医院の推進力となり、動いてくれるのです。

　歯科衛生士が活躍する繁盛歯科医院になるためには、歯科衛生士が退職・転職する理由が人間関係であること、とくに院長との関係に悩み、仕事を辞めていくことが多いという現実をしっかりと見つめ、院長が感情のコントロールに取り組むことがスタートです。歯科衛生士の採用は、がむしゃらにできることをするしかないと思います。そして、歯科衛生士が入職したら、辞めない仕組みを作ります。そのためには、仕事観の育成は必須です。そして、子育て中の歯科衛生士特有の問題に取り組み、スタッフ全員を巻き込んでチームビルディングをしていきます。このような歯科医院が増えれば、歯科の地位向上、さらには地域貢献に必ず繋がると、私は信じています。

Message from 澤泉千加良

> スタッフの声を聴き、それを活かした歯科医院づくりと、産休・育休復職やブランク復職採用がポイント！

スタッフ満足歯科医院づくりで繁盛！　の成功ポイント

　歯科衛生士やスタッフ（女性）の関心に焦点を当て、声を聴き、その声について考え、活かす。それが、子育て中や長期ブランクがある歯科衛生士たちが働きやすい、力を存分に発揮できる、女性のライフステージの変化に対応した歯科医院づくりに繋がり、産休・育休復職や復職中途採用（ブランク期間が中長期）を実現できます。

スタッフ満足歯科医院づくりの実践の分析

　採用には、①新卒採用（歯科衛生士学校、大学、高校卒など）、②新規採用（歯科医院勤務経験なし）、③中途採用（他院勤務中、ブランク期間が短期）、④復職中途採用、⑤産休・育休復職（在職スタッフの産休・育休からの復職［継続勤務］）、⑥（在職スタッフからの）紹介など、いくつかのパターンがあります。このパターンにより、大切なことが異なります。具体的には、新卒採用、新規採用、中途採用には「期待感」、復職中途採用には「安心感」、産休・育休復職や紹介には「信頼感」を歯科医院（院長、在職スタッフ）に感じられるかが重要です。産休・育休復職のためには、産休・育休制度や院内託児所設置などの「復職サポートシステム」の整備だけでなく、「復職したい（また働きたい、ずっと働きたい）と思える歯科医院」である必要があります。復職サポートシステムがあっても、「この歯科医院でまた働きたい」と思えなければ、スタッフは産休・育休後にその医院に復職しようとは思いません。

　また、復職中途採用のためには、「自分にできるのか」「働き続けられるか」「他の人に迷惑をかけないか」などの不安を払拭し、「安心感」を覚えるような「勤務システム」「教育システム」「業務マニュアル」などのサポートが大切です。森院長は、患者さんが満足する、来院してみたいと思う歯科医院づくりを行う際、アンケートなどをとって患者さんの声を聴き、「患者さんが何を求めているかを把握する」ことから始めました。同様に、歯科衛生士、スタッフ（女性）の声を聴き、何を求めているかを把握することで、「復職したいと思える歯科医院」づくりを行い、産休・育休復職や復職中途採用を実現されています。

2章　スタッフの採用④

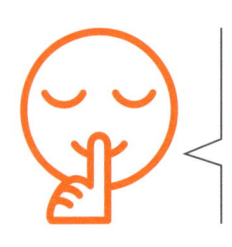

"全員がファミリー"の視点から採用・教育を考える！

（藤本 淳）

ゆいとぴあ歯科医院　基本データ

- 所在地：岩手県盛岡市本宮 6-11-10
- 面積：約260㎡（約80坪）
- スタッフ：歯科医師3名、歯科衛生士7名、受付3名、保育士1名、院長秘書1名
- 1日の平均患者数：約72名
- 診療科目：一般歯科、小児歯科、予防歯科、インプラント、予防矯正
- 診療時間：9：00 〜 18：00
- 休診日：土・日・祝
- 医院HP：http://www.yuitopia-dc.com/

　当院は2005年2月14日、岩手県盛岡市で開業しました。盛岡市は人口約30万人の地方都市で、厚労省の統計調査※で東京、大阪に次いで人口対歯科診療所数が過密な街です。当院は盛岡駅南側の再開発地区に位置し、中核には大型ショッピングモールがあります。少子高齢化で人口が減少するなか、駅にも比較的近く利便性が高いため、現在も人口が増加し、子どもから老人まですべての世代の人口構成バランスがとれた地域です。

医院理念「口福は健口から」

　う蝕や歯周病のない歯、きれいな歯並び、つまり、「健口」を守り育てることで得られる「美味しく食事できる幸せ」、「笑顔に自信をもてる幸せ」。これが当たり前の「口福」な人生を送ってほしい。私たちはそのお手伝いをする大切なパートナーになりたいと考えています。

※厚生労働省：人口10万対歯科診療所数, 開設者・都道府県−指定都市・特別区・中核市別, 平成24年医療施設調査, 平成24年10月1日.

診療理念「優しく・痛くなく・わかりやすく」＋「お・も・て・な・し」

　長期的に患者さんに支持される医院になるために、診療理念、運営理念があります。もちろん、患者さんと信頼関係を築き、長期的に通ってもらうためには、治療技術や知識レベルが高いことも必要です。しかしそれだけではなく、歯科医院が「行きたくなる場所」にならなければなりません。多くの患者さんが不安を抱えて来院しますから、「優しく」気持ちを受け止め、「わかりやすく」術前後に説明することで治療への不安を拭い、「痛くなく」する努力を続けることで、マイナスイメージをゼロに近づけたいと考えています。

　さらに歯科医院にプラスのイメージをもってもらうために、「おもてなしの心」を大切にしています。挨拶、返事、笑顔などの基本を徹底し、世間話を大切にしてコミュニケーションを深め、患者さんに一歩でも近づけるようにしています。加えて、トリートメントコーディネーターを育成してわかりやすく説明し、大切な方を迎える細やかな配慮をするように、スタッフ各自が考えています。現在、スタッフが自主的に患者さん向けのイベントを企画、実施するまでになっています。

　このような積み重ねで患者さんは歯科医院を「楽しくて行きたくなる場所」と感じ、予防も受け入れやすくなると考えています。

運営理念「オープン・チームワーク・目標設定」

　私たち自身もやりがいがあり、働きやすい環境で日々診療したいと考えています。そのためには院長がしっかりと医院の方向性を示さなければなりません。当院では、医院の状況や、将来への考え・目標をオープンにしています。それをもとにスタッフ各自が年間目標を設定し、さらに細分化して月間目標、日々の目標へと落とし込み、各自の成長、医院の成長に役立てています。

　また、私たちはスタッフ全員をファミリーと考え、チームワークが最高の医院を目指し、お互いを支え合い、刺激し合い、指摘し合える関係を築ける

ように意識しています。とくに女性の職場独特のいじめや派閥の禁止を明言し、安心して働ける環境に尽力しています。スタッフ同士のコミュニケーションを深めるために、3ヵ月ごとの交流会（ゆいトピ会）や院長面談、チーフ面談、先輩との面談、新人は業務日誌の交換など、日々の会話だけでなく、きちんと時間を確保して話をすることで、お互いを理解するように努めています。

歯科衛生士を生涯続けてほしい

歯科衛生士には、「患者さんを長期的にメインテナンスする責任を感じてほしい」、「目の前にいる患者さん一人ひとりのお口の健康を守り、育てるために、長期的にその方とお付き合いを続ける覚悟をもってほしい」、「その覚悟をまっとうするために責任をもって自分の知識、技術を最大限発揮してほしい」、そして「知識、技術の向上のために学び続けてほしい」と考えています。

親の気持ちは、子どもをもたなければわかりません。歯科衛生士は出産、子育てもキャリアにできるすばらしい職業で、自分の経験を活かしてお母さんの気持ちを察し、子どもの予防や治療の提案ができます。

子どもは親の背中を見て成長します。当院の歯科衛生士には、働く姿を見たお子さんから「お母さんみたいになりたい」と思ってもらえる人財になってほしいと願っています。

また、安心して出産休暇、育児休暇を取ってもらえるように、常に「支え合い」について伝えています。誰かが休むたびに、「今日休む○○さんの分をみんなで支えましょう！　その代わり、復帰したら○○さんが支えていきます。だからみなさんも安心して休んでください」と話します。このように、支え合いの精神を普段から浸透させ、結婚や育児で抱える不安を少しでも軽減し、スタッフが長く勤めたいと思える環境整備に配慮しています。

求人票にひと工夫

多くの歯科医院では、歯科衛生士の求人票を県外の歯科衛生士学校にも出

したり、求人雑誌に情報を載せたり、求人範囲を広める努力をしていると思います。学校指定の求人票を出すだけでは、医院のよさや想いは伝わりません。そこで私は学校にお願いし、医院紹介の冊子を置いてもらっています。さらに医院紹介DVDを制作して冊子に同封し、医院の情報をより多く発信することで興味をもってもらえるようにしています。

歯科衛生士学校の先生との繋がり

　求人票を出すだけではなく、就職担当の先生との繋がりも大切にしています。たとえ当院への就職希望者がいなくても、医院の理念など大切にしていることを伝え、将来希望者がいたらぜひ紹介してほしいとお願いします。

　就職が成った場合には、就職担当の先生に試用期間を終えた段階で必ず連絡を入れます。試用期間を終えて無事正社員になったことや近況、感謝の気持ちを伝えます。就職担当の先生方によると、院長からかかってくる電話の多くが「どんな教え方しているんだ！」等のクレームだそうです。そのため、感謝の電話をすると涙を流して喜ぶ先生もいらっしゃいます。その結果、過去7年間で多くの紹介をいただき、6名の新卒採用に至っています。

採用のステップを増やす

　新人教育の段階で、「プログラムについていけない」、「仕事観が違う」などで退職するケースがありました。そのため、採用前から仕事観や理念を伝え、「共感した方に来てほしい」、「本気で当院に就職を希望している方に来てほしい」と考え、採用試験のステップを複数設けたところ、当院の仕事観を受け入れてくれる新人たちに恵まれています。

　現在、当院では採用までに原則4回の来院をお願いしています（**表❶**）。これは当院への就職希望の「本気度」を探るためでもあります。ただし、学校の就職システムの違いや、遠方の方の場合には、回数を減らしています。

　このように採用までのステップを多くしたことで、1回の面接だけでは見

表❶　採用のステップ。基本的に４回は来院してもらう

①医院説明会
スタッフからも理念や考えをしっかり伝える（院長からだけではなく、スタッフからも話すことで、より受け入れやすい）。医院の考え方を伝えると、それに前向きかどうかの反応を見られる

②医院見学（半日）、チーフ面接
見学の目的は、入社前に自分に合った職場かどうかを体験したうえで、当院を選んでもらいたいからであり、ただの見学ではなく、お互いの選考の場と位置づけている。医院は見学者に医院が大切にしていることを伝え、実際に患者さんに笑顔で挨拶できるか、メモを取ったり、質問したりする学ぶ姿勢があるかなどを見る。 チーフ面接ではリラックスした雰囲気で話を聞き、スタッフ目線で受け入れられるかを判定する

③適性検査、院長面接
適性検査では、DPIテスト（ダイヤモンド社）、CUBIC（数社取扱いあり）、一般常識問題を行う。短時間の面接や見学では見抜けない本質が見える場合もある。 CUBICは、社会性、意欲、やる気要因、ストレス耐性など、変えることのできない人の根底にある資質を測定し、職務適性を判定する。 DPIは、資質の上に形成される、後天的な態度能力、対人関係処理能力を測定し、適切な職種や適性を判定する。2種類の適性検査を行うことで、適正な職種やパーソナリティーを知ることができ、とても参考になる。 一般常識問題では、高校卒業程度の一般常識問題集から、基本的な国語、数学、社会を数題ずつ出す。とくに、おつりの計算など、できないと困る基本的な能力を見る。また、解答用紙を埋める努力をしているかも見る。これは入職後の業務日誌や研修レポートなど、提出書類の質や量に比例しており、仕事への前向きさと相関していると感じている

④１日体験入社
朝の掃除から夕方の片づけまで一緒に働いてもらう。既存スタッフとの関係を円滑にスタートできるように、スタッフ全員で（1年目でも）体験入社の方を評価する。具体的には、全員に簡単な評価表を配り、体験入社の方と必ず会話して印象や気になる点などをコメントし、採用の可否を無記名で提出してもらう。自分も意見することで採用選考に関心と責任をもってもらい、誰か1人でも反対意見が出れば採用を見合わせる。これは入社すれば全員が面倒をみる義務があり、支え合うファミリーと考えているからで、「自分が選んだわけではない」と後輩の面倒をみない事態を未然に防ぐ意図もある

えなかったこと（たとえば見学や体験入社を通じ、患者さんへの挨拶、指示を受けた際の行動、夕方疲れてきたときの態度の変化など）がわかり、資質面での参考になっています。

面接のポイントは「鋭い勘」と「理念への同意の確認」

　面接はチーフ面接と院長面接の２段階で行います。女性の勘は鋭く、いままでも採用の段階でスタッフが何か引っかかっていた方が早期に辞めてしまうケースがありました。その経験を活かし、チーフ面接を行っています。

　院長面接ではチーフの意見を参考に、気になるところを確認します。とく

表❷　試用期間3ヵ月で行う新人歯科衛生士への教育内容

①教育プログラムの充実

カリキュラムを一覧で見える化することで、「どんな項目をクリアしていくのか、復習するのか、できているのか」を明確にしている。本人が予習・復習しやすく、指導スタッフも進捗状況の確認などを行いやすい。
教育プログラムはマニュアルに基づき、実践ポイントを指導スタッフから教えてもらう。事前に予習ポイントを伝えておき、同じ指導時間でも効率をよくし、さらにその先のプラスアルファの内容まで進めるようにする。先輩スタッフが自分が新人だったころの経験も交えながら話すことで、親近感や共感を得ながら新人の成長を促せる

②階段を少しずつのぼり、自信をつける

新人の成長を確認するため、毎週金曜日にその週に教えたことについて小テストを行い、理解し実践できるかを確認する。再度の確認や指導が必要な場合は、そのステップを確実にしてから次のプログラムに進む。スタッフからは、一歩ずつ確実に学べ、また患者さんに実践する際も安心してできたという声をもらっている。
階段を少しずつのぼって自信をつけてもらい、教育プログラム修了時に最終確認テストを行い、合格すると正社員になる

③朝練文化

教育プログラムは診療時間外に行う。教育担当スタッフには時間外手当を出すが、新人には出さない。その理由を以下のように説明している。
「給与は患者さんに提供した行為の対価として得られるものです。あなたはお金を払って練習台になりますか？　そうではないですよね。診療中はその技術を活かす時間です。ですから、その技術を身につけるためには診療時間外で覚えるしかありません。教育プログラムを時間外に行うのはそのような理由があるからです。そして、最低限の技術ではなく練習し続け、成長してより高度な技術を目指してください」
現在、教育プログラム終了後も朝練を継続する文化が築かれている。これは患者さんのために成長したいと考えるスタッフの自主的な行動で、その姿勢にとても感謝している

に、理念への同意の確認を大切にしています。「説明会で大切にしていることを話しましたが、協力してもらえますか？」など、数項目を確認し、あとで聞いていないとならないようにします。最後に必ず「自分は70歳まで診療するつもりですが、約30年ついてきてくれますか？」と尋ねます。そこで「YES」をもらい、長期に勤める覚悟をしてもらいます。愛し合って結婚しても離婚する方がいるくらいですから、この確認は弱いかもしれません。しかし、私は家族が1人増え、その方の全責任を負う覚悟で受け入れています。

試用期間3ヵ月で行う新人歯科衛生士教育

　当院では試用期間中の3ヵ月で行う教育プログラムがあります。カリキュラムとマニュアルを教育担当スタッフが準備し、毎年項目の追加や内容の改善を行いながら進化させています。主な内容を**表❷**に示します。

表❸　歯科衛生士定着のポイント

①患者さんとの長期的なお付き合い
歯科衛生士のやりがいは、患者さんと長期的に向かい合って状態を改善することで、お口の健康を守れたときに感じられる。そのため、結婚、出産しても、勤め続けてほしいと伝えている

②勤めやすい環境
当院では、育児休暇を取ったスタッフがその後も活躍している。なかには、「ゆいとぴあが大好きで、夫は盛岡の人がいいなぁ」と言ってくれるスタッフも……

③いじめのない職場環境
就職前の段階で、「私たちはファミリーなので派閥やいじめは絶対認めません。理由を問わず、発覚次第解雇です」と伝えている。スタッフからは、人間関係の心配もなく、安心して働けるという声をたくさんもらっている

④ゆいとぴあファミリー
スタッフには互いを家族だと思って愛情をもって接し、支え合い、指摘し合える関係を築きたいと伝えている。現在はスタッフから出た「ゆいとぴあファミリー」という呼称を用いている。教育プログラム修了時のテストに合格し、正社員になったお祝いの会では、全スタッフからのおめでとうメッセージムービーを流す。新人もみんなも涙で、ファミリーの絆が深まる

⑤プチモチベーションアップ
モチベーションの維持が定着には欠かせず、院長として常に「ありがとう」を伝えるようにしている。また、毎日1回以上は各自のよいところを褒め、モチベーションが上がるようにしている。その他、私がセミナー受講のために上京した際は必ず東京でしか買えないスイーツを土産にし、近隣に外出した際もケーキなどをもち帰って少しでも喜んでもらい、今日も頑張ろうという「プチモチベーションアップ」を繰り返している。
また、朝礼で「今日のラッキースター」という「くじ」を引き、当たった人がみんなからメーリングリスト上でよいところを褒めてもらえる。「こういうところを見ていてくれたんだ」と実感できるのは嬉しく、モチベーションが上がる

⑥ご両親との面談
就職後約1ヵ月経ったころ、新人のご両親を医院に招く。目的は、(1)娘がどんな院長のもとで働いているのかを実際に見てもらい、安心してもらうこと、(2)教育プログラムを進めていくと壁にぶつかることがあるので、ぶつかって悩んだときにご両親からも背中を押してほしいとお願いすること。実際にお会いして考えを伝えて協力をお願いすると、ご両親に味方になってもらえる。当院ではスタッフの家族の受診も多く、良好な関係を築けている

歯科衛生士定着のポイント

歯科衛生士が定着するために、当院ではさまざまなことを伝え、実践しています。主な内容を表❸に示します。

医院の方向性を理解してもらう努力をし、全員で力を合わせて新人の成長をサポートすることで、読者諸氏の医院に欠かせない人財となることを願っています。

Message from 澤泉千加良

「長期的な視点」によるスタッフ採用活動が、歯科医院の長期的な成長に繋がる！

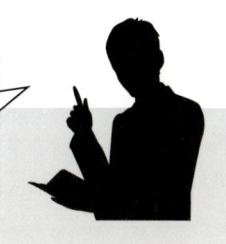

スタッフ満足歯科医院づくりで繁盛！　の成功ポイント

　42.195kmを走るフルマラソンと、1周5kmの皇居周りを走るのとでは、必要な練習や準備が違います。それと同じように、「長期的な視点の採用」と「短期的な視点の採用」とでは、取り組みの質と量に違いが現れます。医院理念の実現や医院の長期的な成長に貢献できるスタッフを採用するには、「長期的な視点」が大切です。

スタッフ満足歯科医院づくりの実践の分析

　スタッフ全員を「ファミリー」と考えることは、「短期的」でなく「長期的」に付き合う、支え合う、貢献する責任と覚悟が必要です。ゆいとぴあ歯科医院では、短期的な視点ではなく長期的な視点で、スタッフの採用活動などを行っています。長期間ずっと一緒に仕事をする、支える、責任をもつ人を判断し、選び、採用するためには、「書類選考→面接」という2回の接点、かつ、院長だけでの接点では困難です。ゆいとぴあ歯科医院の「医院説明会→医院見学→チーフスタッフ面接、適正検査、院長面接、1日体験入社」という採用ステップのように、「複数回の接点」「院長だけでなくスタッフとの接点」を設けることなどが必要になります。

　また、歯科衛生士学校とのかかわり方も、「今年の採用」と短期的な視点で考えると、「求人票を出すだけ」という行動になります。しかし、「今後、歯科医院を開業している間の採用」と長期的な視点で考えると、「求人票と医院案内の補足資料を出す」「就職担当者に挨拶、医院の理念や採用ステップ、教育システムの説明、就職希望者の紹介のお願い、採用試験の結果、生徒の面談などの感想の報告、本採用の報告とお礼、採用した歯科衛生士の近況報告」など、すぐに就職希望者、採用に繋がらなくとも、今後の採用のために、歯科衛生士学校や就職担当者との信頼関係、繋がりを育むことになります。そのような長期的な視点での行動が、ゆいとぴあ歯科医院では、歯科衛生士学校からの就職希望者の紹介や講師の依頼、学生の研修など、継続的な採用に繋がる成果となって現れています。それがまた、医院理念の実現や長期的な成長に貢献できるスタッフの採用にも繋がっています。

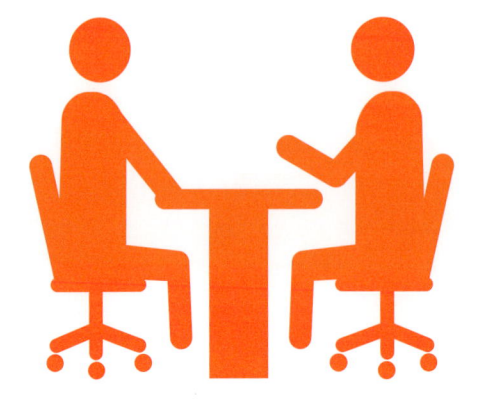

3章

スタッフの育成

- 小さな島でもできる！ 理念＋楽しく、仲よく、輝く！（高﨑智也）
- スタッフに成功体験を促す"すまいる歯科流スポーツ育成法"（山村洋志明）
- 失敗から学んだ医院改革で、自分もスタッフも成長！（市来正博）
- "みんなの笑顔"のためのスキル＆心の育成！（崎山哲弘）
- まずスタッフありき！ マニュアルとカリキュラムを充実させ、辞める理由を消去！（吉見哲朗）

3章　スタッフの育成①

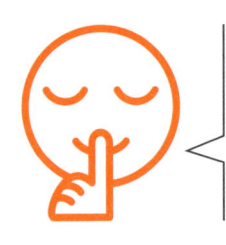

小さな島でもできる！
理念＋楽しく、仲よく、輝く！

（高﨑智也）

NATURAL TEETH　基本データ

- 所在地：長崎県平戸市生月町壱部浦168
- 面積：203.33㎡（約62坪）
- スタッフ：歯科医師1名、歯科衛生士5名、受付兼TC 1名
- 1日の平均患者数：約34名
- 診療科目：一般歯科、口腔外科、小児歯科、矯正歯科、予防歯科、インプラント
- 診療時間：9：00～18：00
- 休診日：日・祝・その他
- 医院HP：http://nteeth.main.jp

　私は長崎県の西の端、平戸市の生月島で2005年5月に開業し、2015年で10年が経ちます。大自然に囲まれた生月島で、「天然歯を大切にしたい」という思いを込め、『NATURAL TEETH』（以下、NT）という医院名にしました。島といっても橋が架かっているので、車での往来は可能です。人口は約6,000人で、漁業が中心です。

　開業前、私は福岡県博多駅そばの自費専門クリニックに勤務していました。そのため、初対面の方から必ず「なぜ僻地で過疎が進む場所で開業したのですか？」と質問を受けます。大学そして大学院と奨学金を借りて卒業し、勤務経験が2年ほどだった私には、自己資金がまったくありませんでした。そのため、競合が少なく、最初から患者さんを望めるところを経営コンサルタントの方と相談し、見つけた場所がいまの場所でした。

　開業当時の人口が7,500人で、歯科医院がたった2軒しかない。3軒目と

して入っても1医院あたりの人口は2,000人を超える。平戸市3万人を超える人口のなかに、自費診療をしているクリニックはほとんどない。昔、漁獲高が日本一になったことがある島で、自費のポテンシャルがある。予防の意識が高い方は、車で1時間以上かけて歯科に通っている。橋があるため、逆に島以外から患者さんを呼ぶこともできる。島の中心に位置し、郵便局が隣り、漁協が前という立地……。

勤務していたクリニックは窓がないビル内の診療室でしたので、大自然への憧れもありました。一度下見に訪れ、すぐにこの場所に決めました。開業当初より、自費の予防会員システムを導入し、インプラントや補綴などと合わせると、自費率は毎年5割前後をキープできています。

歯科衛生士学校で熱意をプレゼン

学生時代、熊谷 崇先生の講演を聞いた私は衝撃を受けました。これからは予防の時代だと。開業するときは、予防を軸にしたクリニックにすると決めていました。その予防を担うのは歯科衛生士であると考え、歯科衛生士を中心にしたチーム医療を掲げました。ところが、最も近い歯科衛生士学校でも田舎道を車で1時間以上かかります。そのため、何もしなければ歯科衛生士は集まりません。

そこで、どのように求人を出したかというと、ルートは2つ。

1つはハローワークです。他院の条件を調べ、自院の強みが何かを考え、求人票に盛り込みました。

もう1つは、歯科衛生士学校の主任の先生にアポイントをとり、プレゼンをしに行きました。「歯科衛生士を中心にした予防歯科をつくりたい」、「歯科衛生士を一生の仕事として働けるような環境を整え、教育していきたい」、「ともに予防に取り組みながら成長する歯科衛生士に来てほしい」と……。私の熱い想いが伝わり、2005年の開業時より歯科衛生士2名体制、現在は5名（1名非常勤）体制になりました。

ONとOFFを重視。毎年"契約更改"も！

　当院は僻地にありますので、どうしたら歯科衛生士業務を楽しめるかを考えました。

　まず、診療室内はすべて歯科衛生士資格をもったスタッフのみ。そうすることでバランスがとれ、将来、院内で教育システムが組めると考えました。

　診療は9時から18時まで、完全週休2日制を開業時より実践し、年間休診日数は110日前後あります。これは、私自身がメリハリの効いた働き方が好きで、仕事のONとOFFを大切にしているからです。

　その他、住宅手当、もしくは通勤手当を27,000円まで支給しています。そのため、現在歯科衛生士の1人は島で一人暮らしをし、また車で約1時間かけて通勤してくれる歯科衛生士もいます。本当にありがたいことです。

　毎年3月に、歯科衛生士と"契約更改"をします。事前に、目標の達成度、頑張ったこと、達成しなかった部分は何が悪かったのか、新年度の目標、いつまでに達成するかなどを書いてもらいます。そして、どのくらいの給与を希望するかも書いてもらいます。そう、プロ野球選手の契約更改と似ています。私が考えている給与とかけ離れている場合は更改しないと伝えているので、歯科衛生士たちも真剣に数字を考えてきます。幸い、いままで更改しなかった歯科衛生士はいません（笑）。

セミナーやプライベートレッスンでレベルアップ！

　私が歯科医師として成長できたのは、何人もの先輩歯科医師が指導してくださったおかげです。そのため、歯科衛生士を育てるのは先輩歯科衛生士が一番であると私は考えています。

　開業時は知り合いの歯科医師に頼み、予防に取り組んでいる歯科衛生士さんに来てもらい、プライベートレッスンをお願いしました。その後は、メーカー、ディーラー主催の歯科衛生士セミナーにどんどん参加させ、インプッ

トを心がけました。セミナーの参加費、交通費、宿泊費は、基本すべて当院で負担します。その代わり、参加後にレポート提出を必須とし、参加できなかった他のスタッフに講義をしてもらいます。

　開業して数年、予防に取り組み続けているうちにすてきなご縁をいただき、スマイルケアの土屋和子さんと出会いました。ある懇親会でご一緒させていただいたとき、島での取り組みに興味をもってくださり、西の端までプライベートレッスンに来ていただく機会に恵まれました。日本の歯科衛生士のトップである土屋さんの手技を目の前で見て、直接ご指導いただいた経験は、当院の歯科衛生士たちにとって大きな転機となりました。彼女たちは自腹でスコープを購入し、1つ1つの手技が上達しました。土屋さんが最近精力的に取り組まれているデンタルNLP®（神経言語プログラミング）の指導も受け、日々の診療に活かしています。

チームには"軸"となる理念が大切

　「どうしてスタッフとうまくやっていけるのですか？」と聞かれることがあります。実は勤務医時代、約半年間、スタッフ全員から口をきいてもらえませんでした。そのとき、鈴木 博さんの「自分が源泉」という言葉が、私の心に響きました。これは、自分の周りに起こる出来事は自分がつくり出した結果であるということ。そう、口をきいてもらえなかったのはスタッフのせいではなく、自分がそれをつくり出したのだと気づきました。いくら患者さんによい医療を提供しようとしても、スタッフと仲が悪くてはうまくいきません。

　その経験を生かし、私は「院長の仕事はクリニックの目的に向かってスタッフを一致団結させること」と考えています。そして、スタッフみんなが誇りをもてるような歯科医院をつくることだと……。それには"軸"が必要です。カーナビゲーションシステムは目的地を設定しないと案内してくれません。歯科医院も同じで、院長がきちんと目的地を設定しないとクリニックはバラ

バラになってしまうと考えています。当院の理念は「私達が受けたい歯科医療をそのまま患者さんに提案する」で、これに基づいてすべて進めています。

『NTリレー日記』と『スタッフへの手紙』

スタッフとのコミュニケーションの1つに『NTリレー日記』があります。これは、院長の私とスタッフの交換日記です。最近の若い方々はコミュニケーションが下手といわれますが、それはそのような場を与えられていないだけだと考えています。友だちと頻繁にメールやLINEのやりとりをしているのを見ると、決して下手ではないと……。

日記はリレー形式なので、スタッフは順番に書きます。診療後自宅に持ち帰り、翌朝、診療前に私に提出します。診療の合間に私がコメントを書き、その日の夕方に次のスタッフに渡します。新人には1人1冊渡し、毎日私と交換日記を行い、リレーの順番が回ってきたときは個人の日記はお休みです。リレー日記は開業時から続けており、すでに28冊目になりました。続けている目的は、私とのコミュニケーションだけでなく、スタッフ間のコミュニケーション、そしてアウトプットの練習です。1冊を回していますから、他のスタッフが何を書いているかも見ることができ、視点や考え方の違いを知ってお互いに成長できるのです。また、その日にあった出来事を考えてまとめ、アウトプットすることにより、患者さんとのコミュニケーションも少しずつうまくなります。

もう一つ、開業時から続けていることとして、『スタッフへの手紙』があります。これはワタミの創業者、渡邉美樹氏の『社員への手紙』を真似て始めました。毎月、給与袋に私からのメッセージを入れているのです。その月にあったこと、これからこのようにしていこうなど、毎回熱く書いています。

継続して働いてもらうために必要なこと

歯科医院は女性の多い職場です。そのため、私は女性がいかに働きやすい

かを考えています。

　結婚、出産、育児を理由に仕事を辞めてしまうのは、非常にもったいないことです。当院では上記のような節目のときにまず面接を行い、「継続して働いてくれるか？」、「継続して働いてもらうにはどのような働き方がよいか？」、「ご主人、ご家族がどう考えているか？」を聞きます。本人以外の考えを尋ねるのは、ご主人やご家族の協力なしに仕事を継続できないからです。そして、スタッフ側の希望の働き方に、当院が合わせていくという形をとっています。

　現在、非常勤として働いてくれている歯科衛生士はオープニングスタッフで、第2子の出産後に再度復職し、希望の日時で働いています。

アウトプットでますます輝く！

　開業して数年経って当院がチームとしてまとまってきたため、2011年の夏より、アウトプットの場として半年ごとに『NT seminar』を主催しています。これは歯科医師や歯科衛生士の方々に当院のチーム医療を学んでいただくという内容です。土曜日の午後から日曜日の夕方まで、合宿形式で行っています。毎回、メーカーやディーラーの方々を合わせて20名前後が生月島に集まります。講義や実習をすべて自分たちで行うので、かなりの準備が必要です。参加者にしっかり伝える責任があるので、さらによくするにはどうしたらよいかを考え、毎回成長しています。おかげさまで、キャンセル待ちで1年以上待って参加してくださる方も多くいます。

　2012年の春にはスタッフがメーカー主催のセミナー講師を務める機会に恵まれたり、歯科医師会の研修会に呼ばれて私とともに講演したりと、どんどん輝いています。

誕生会と医院旅行

　スタッフの誕生日には午前の診療を早めに切り上げ、誕生会を開催しています。何せ僻地なので、洒落たケーキ屋などありません。ネットで取り寄せ

たケーキと、地元の美味しいお弁当で祝います。どんどんローソクの本数が増えているので、どこまで増えるのか楽しみです。また、2年ごとにスタッフと医院旅行に出かけ、いままでグアム、ソウル、沖縄に行きました。スタッフたちには日常と違う世界に触れ、刺激を受け、人生を豊かにしてもらいたいと考えています。

働きたいと思える環境づくりが大切！

　10数年前、福岡県北九州市でご開業の下川公一先生の講演で、「初めからよいスタッフはいない。よいスタッフは育てるものだ」という言葉に出合いました。私の場合、自身がまだまだ未熟なので「スタッフとともに成長する」と考え、実践してきました。院長一人でできることは限られます。歯科衛生士、受付、TC、歯科技工士、メーカー、ディーラー、コンサル、税理士の方々とチームを組むことで、よりよい歯科医療を提供できます。私は「院長」という肩書きをあまり使わずに、開業時から「プロデューサー」と称しているのは、チーム医療を意識しているからです。

　歯科衛生士の離職率は5割前後と言われています。歯科衛生士学校も少子化の煽りで、定員割れや閉校という話も聞きます。それなのに、歯科衛生士の求人倍率は非常に高いのです。

　若い歯科医師から、「歯科衛生士は求人を出してもこない」とよく相談を受けます。私が彼らにアドバイスとして伝えるのは、「歯科衛生士が働きたいと思う環境をつくろう！」です。働いて楽しい場所には、必ず人が集まります。当院は、マック、ミスド、スタバなど何もない僻地です。それでも歯科衛生士を中心としたチームをつくれているのです。

　本項から何らかのヒントを得たり、勇気を得ていただけたら幸いです。西の端の小さな島でできているのですから、読者のみなさんの場所でも、必ずできます！

Message from 澤泉千加良

> スタッフ一人ひとりが主人公の歯科医院をつくる！

スタッフ満足歯科医院づくりで繁盛！　の成功ポイント

　スタッフ一人ひとりが主人公。その主人公たちが活き活きと働き、輝ける歯科医院づくりが、スタッフの自己成長行動に繋がっています。

スタッフ満足歯科医院づくりの実践の分析

　TEAM とは、「達成すべき共通の目的・目標のために補完的なスキルを備え、協力し合える少人数の集合体」と定義されています。高﨑院長は、「自分が受けたい歯科医療をそのまま患者さんに提案する」という歯科医院の目的を実現するための TEAM づくりを行っています。

　歯科医院の TEAM とスポーツの TEAM。目標を実現するための専門スキルが必要となるポジションがあり、そのポジションのメンバーがいるという共通点もありますが、歯科医院の TEAM は「全員がレギュラーで控えがいない」という大きな違いがあります。高﨑院長は、「メンバー一人ひとりが主人公で自分の代わりはいない」という責任感をメンバー一人ひとりに意識させるとともに、その主人公たちが活き活きと働き、輝ける舞台（歯科医院）づくりに徹していることが、メンバー一人ひとりの成長やチームの成長に繋がっています。

　主人公のメンバー一人ひとりが活き活きと働き、輝ける舞台。その舞台にずっと立ち続けたいと思える歯科医院をつくるには、「メンバーが何を求めているか。どうしたらもっと輝けるようになるかなど、それぞれの想いを把握すること」が大切です。そのために欠かせないのが、メンバー一人ひとりとのコミュニケーション。高﨑院長は、「NT リレー日記」、「スタッフへの手紙」、「ヒアリング」など、いくつものコミュニケーションを継続的に行い、メンバー一人ひとりの想いや特性、よさ、強みを把握しています。そして、それらを活かせる専門ポジションをつくり、メンバー一人ひとりが主人公の歯科医院をつくることで、各自が主人公であると実感し、さらにもっと輝くために一人ひとりが自分に磨きをかけ、自ら成長しようと行動するスタッフ育成を行えるようになるのです。

3章　スタッフの育成②

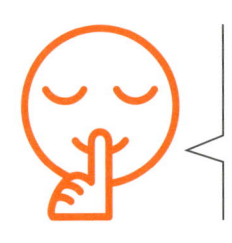

スタッフに成功体験を促す
"すまいる歯科流スポーツ育成法"

（山村洋志明）

医療法人 翠章会 すまいる歯科　基本データ
- 所在地：愛知県岡崎市北野町一番訳 33-1
- 面積：約 165㎡（約 50 坪）
- スタッフ：歯科医師 7 名、歯科衛生士 7 名、歯科助手（受付）9 名
- 1 日の平均患者数：約 100 名
- 診療科目：一般歯科、小児歯科・矯正歯科・審美歯科・インプラント
- 診療時間：9：30 ～ 19：30
- 休診日：日・祝
- 医院 HP：http://www.smile-shika.jp/

　現在、歯科医院には"ゆとり世代"と揶揄される若い世代の女性が大勢勤めています。そんな彼女たちは「積極性がない」、「すぐにあきらめる」、「協調性がない」など、多くの問題を指摘され、就職先である歯科医院は彼女たちに社会人教育をしなければなりません。しかし、その育成方法にいまだ確立されたものはなく、多くの医院を悩ませています。

　当院ではそのようなゆとり世代の若者に対し、数ある育成方法の一つである"スポーツ育成法"を活用することで、スタッフ自らが高い目標を設定し、それに向かって日々努力を積み重ねる自立型の人材を多く輩出しています。現在、当院には正社員・パートを合わせて 16 名のスタッフが在籍していますが、2006 年の開院以来、産休や引越などの理由以外（いわゆるトラブル退社）で退職した女性正社員スタッフはいまだいません。これは、スポーツ育成を通じたスタッフ同士の信頼関係の構築が、居心地のよい職場の雰囲気

を作り出していることに起因していると自負しています。本項ではそのような「すまいる歯科流スポーツ育成法」について、ご紹介したいと思います。

ポイントは3つ！

「すまいる歯科流スポーツ育成法」を語るうえで、大切なポイントが3つあります。これらのポイントをしっかりと押さえると、若い女性スタッフが努力を継続する習慣が自然と身につくようになります。

Point 1　自分をどの位置から見ているのか

当院では、スタッフたちがランニングやトライアスロン（マラソン・水泳・自転車）というスポーツを通じて、「仲間とともにトレーニングに励み、完走という目標を達成することの素晴らしさ」を感じてもらうために、スポーツ育成という取り組みを行っています。今年で8年目になりますが、フルマラソンを完走したスタッフが5名、ハーフマラソン完走者が7名、2kmのオープンウォータースイム完泳者が2名、なんと副院長にいたっては、ロングディスタンスのトライアスロン大会を完走しています。トライアスロンは、大会によってはリレー部門も設定されており、1人1種目でもエントリー可能です。チーム力を高める方法として、かなりお勧めです。

ちなみに、スタッフは誰一人として、陸上部出身はいませんし（笑）、3km以上は走ったことがないスタッフがほとんどです。

歯科医院に勤めるスタッフが自らの意思で努力を重ね、設定した目標をクリアしていくような自立型の人材になる。これは院長の永遠の願いといえるでしょう。しかし、現実はどうでしょうか。就職して最初の1〜2年はある程度の努力はするものの、仕事に慣れ始める3〜4年目になると、毎日の業務をこなすだけで精一杯という状態に陥りがちです。毎日忙しく時間が過ぎるだけで、自分磨きの時間を作ったり、新しい目標にチャレンジしたりすることは少なくなる……。多くの医院でそのようなスタッフが増えているよう

で、私はよく相談を受けます。

　そのような「自発的な努力を習慣にしない」スタッフばかりになると、院内にどのようなマイナスが出てくるのでしょうか。それは高い確率で「仕事に対し、自発的な努力は必要ない。指示されたことだけすればよい」という空気が院内に漂うことになるでしょう。また、自発的な努力をしたくない中堅スタッフが、「努力をしたい」、「成長したい」と思っている伸び盛りのスタッフを邪魔し、「努力をしない文化」を着々と築き上げていきます。そうなると、院長がどれだけ高い理想を掲げて熱く語っても、スタッフ同士が足を引っ張り合い、"よい人材を育成する"という目標の達成は難しくなります。

　では、どうしたらスタッフが自発的な努力を行うようになるでしょうか？

　当院では、多くのスタッフがマラソンやトライアスロンの完走という結果を残していますが、最初から全員がやる気マンマンで練習を始めたのではありません（笑）。まったく興味がなかったり、渋々始めるスタッフがほとんどで、興味をもって始めるほうが稀です。

　なぜ最初は興味が湧かないのでしょうか？　それは驚くほどシンプルな理由で、ほとんどのスタッフが「いままで走った経験がない距離だから」です。しかし、この考え方こそ、まさに本質なのです。

　実のところ、人が新しい挑戦をするかどうかを決める判断基準は、過去における自身の経験の有無が大きなウエイトを占めています。「やったことがないからできません」、「自分にはできないと思います」などというおなじみの決まり文句は、本人が言うのですから説得力のある言葉に聞こえます。しかし、これはただ「まだ何も努力を積み重ねていない現在の自分」という位置から「現在の自分」を見ているので、当たり前の話です。つまり、自分が成功している状態をイメージできていないのです。成功のイメージができていないというのは、マラソンでいえばゴールが設定されていないことと同じです。ゴールのないマラソンは倒れることでしか終わりを迎えません。そんなレースに喜んで参加したいと思う人はいないでしょう。このように、成功

（ゴール）をイメージすることが何より大切なのです。

　さて、ここで思い切って視点を未来に変えてみましょう。それは「現在の自分」から「現在の自分」を見るのではなく、「未来の成功した自分」から「現在の自分」を見たら、ということです。「未来の成功した自分」とは目標を達成した自分ですので、その成功したイメージから逆算し、計画などを練れます。その成功イメージは、詳細であればあるほど実現しやすくなります。

Point 2　努力を継続できる本質を知る

　次に大切なのは、「努力を継続すれば成功へ近づく」という真実をスタッフに体験させることです。将来の成功を掴むために必要不可欠な要素の一つが「努力」であることに、疑いの余地はないと思います。しかし、「努力」という言葉は大切であるがゆえに、「諸刃の剣」であると私は思っています。なぜなら、世の中の指導者や管理職の多くが、この「努力」という言葉を安易に使いすぎる傾向にあるからです。間違った使い方をすると、かえってスタッフのやる気を奪い、追い込んでしまう場合もあることを忘れてはなりません。

　ここで一度、「努力」という言葉の本質について考えてみましょう。

　世間ではよく、「努力をしなさい」という言葉を耳にします。この言葉を複数のスタッフに投げかけたとしたら、どのような結果になるでしょうか。おそらくは「努力をする人」と「努力をしない人」という2つのグループに分かれるでしょう。この結果が意味していることを考えてみます。

　「すまいる歯科流スポーツ育成法」を通じて私が痛感しているのは、努力を継続できるのかどうかの基準は、自分がその物事に興味があるのかないのかという"個人の好き嫌いの感覚"によって決定しているということです。その感覚に影響を受け、本人が行う努力の質と量が変わるのです。当院のスタッフを例に挙げると、マラソンに興味があるスタッフもいれば、水泳に興味があるスタッフもいます。自転車、バレーボール、ゴルフなど、スタッフによって興味をもつスポーツはさまざまです。マラソンをまったくやらない

のに、水泳には興味をもってやるスタッフもいれば、自転車には興味があり、20万円もするレース用の自転車を購入してしまうスタッフまでいます。それほど「興味」は努力の継続において重要な位置を占めているのです。

　実は、この当たり前の本質をよくわかっていないと、無意識に使われる杓子定規的な「努力をしなさい」という言葉は、そのことに「興味がある」スタッフには何ら問題はないのですが、「興味がない」スタッフには辛い努力を強要されていると受け取られかねません。苦痛を伴う努力を繰り返すと、それがさらに嫌になる可能性もあり、最終的には逃げ出したくなるかもしれません。

　ですから、成功体験の少ない若いスタッフを育成するときに最も重要なのは、「そのスタッフが興味をもって努力を継続できること」を、私たち指導者側が一緒になって見つけてあげることなのです。釣りや筋力トレーニングのように、興味がない人にとっては苦痛であっても、興味がある人にとっては何時間やっても苦にならないということが、人には必ずあります。興味があることを継続して努力すれば、目標達成の可能性は格段に増します。そして、結果として成功をおさめれば、「努力を継続すれば成功に近づく」というかけがえのない「経験」が手に入るのです。これにより、今後たとえ自分に興味がないことをやらなければならなくなったときでも、その「成功体験」が原動力となり、努力を継続するための内発的なモチベーションを生み出せるのです。「頑張れば結果は出る！」と……。ですから、まずは努力を継続する習慣をつけるために、興味をもてることを探す。これが重要です。

Point 3　あきらめられない理由をもつ

　そして3つ目は、スタッフに「あきらめられない理由」をもってもらうことです。なんだか高い目標や使命感などが必要であるように聞こえますが、そんなに難しいことではありません。スタッフにとって、とても身近な「あきらめられない理由」とは、「仲間と一緒に挑戦する」ことだからです。

　元来、人は弱い生き物ですので、マラソンなどのように毎日継続してトレー

表❶　スタッフ 4 名の練習記録

	6月6日	6月12日	6月19日	6月27日	7月6日
Aさん	○	○	×	○	○
Bさん	○	○	○	○	×
Cさん	○	○	○	○	○
Dさん	○	×	×	×	×

ニングを要するスポーツは、とくに自分一人で取り組んでいるときと、仲間と一緒に取り組んでいるときとで継続率に大きな差が出るといわれています。

　実際、当院でもそれを証明するような記録があります。表❶は2012年7月に開催されたハーフマラソン大会に向けたスタッフ4名の練習記録です（ちなみに、全員ハーフマラソンの距離である21kmをいままで走った経験はありません）。大会に参加したA、B、Cさんの3名は、大会までの期間、継続的な練習を行うことができましたが、Dさんはほとんど練習に参加しませんでした。この結果は、A、B、Cさんの3名が優れていて、Dさんが怠けていることを意味しているわけではありません。この2グループを分けたものは、「仲間と一緒に挑戦しているのか？」という違いだけです。つまり、仲間と一緒に参加した人は、「自分だけリタイヤしたくない」、「みんなで感動を味わいたい」、「○○さんに勝ちたい」という内発的なモチベーションを生み出せるのです。

　なぜそこまで言い切れるのかというと、これには実は後日談があります。前回あまり練習に参加しなかったDさんはその後、2013年5月のハーフマラソン大会に医院の仲間と一緒に参加し、見事に完走を果たしました。このとき、全体練習に参加した回数はスタッフのなかでDさんが一番多かったのです。Dさん本人に昨年と今年の違いを聞いてみると、「確かにトレーニングは面倒で辛いけど、私もみんなと一緒に完走したいんです！」という返答でした。まさにこれこそが、Dさんが自分の意思で継続的に努力し、完走という目標をクリアできた「あきらめられない理由」なのです。

歯科医院に勤める女性スタッフは年齢が若い方が多いので、とくに"仲間意識"が強い傾向にあります。成功体験が少なく、自分に自信がもてないスタッフは、「仲間と一緒に挑戦する」ことで、「あきらめたくてもあきらめられない」モチベーションを手に入れることができ、努力を継続する手助けとなるのです。

私がスポーツ育成を通じてスタッフに伝えたいのは、「継続した努力の先に成功がある」という真実を、頭ではなく、体で感じてほしいからです。その素晴らしい体験こそが、スタッフの今後の人生において、次に何かに挑戦する場面が訪れたときに、必ずや役に立つと考えています。

ゆとり世代の若者たちは、やりたくないことや興味がないことから逃げる傾向にあるといわれています。それには理由があります。つまり、彼らは「自信」がないのです。自信がないから、挑戦することが怖いのです。しかし、自信は成功体験を通じて得ることができます。その一つのきっかけが、スポーツを通じた成功体験なのです。

読者のみなさんの医院でも、どんなことでも結構ですので、スポーツ育成にチャレンジしてみてはいかがでしょうか？　いきなり全員ではなく、最初は興味のあるスタッフとだけでもOKです。

若いスタッフが「自分には無理だ」と思っていた目標を、努力を重ねて達成することは決して容易ではありません。しかし、仲間とともに汗を流し、そしてトレーニングを重ね、出遅れているスタッフがいれば励まし、そしてみんなで目標を達成する。そうして仲間とともに得られる達成感は、自分一人で味わうものより何倍にもなります。そして、この経験は日常の診療に必ずプラスの要素となって現れてきます。

まずはランニング（駅伝）やウォーキング、水泳あたりから始めるとよいでしょう。基礎トレーニングを通じた体の変化は、数回ジョギングするだけでも体の変化を自分で感じるので、すぐに楽しくなってきますよ♪

Message from 澤泉千加良

> スポーツによるクロストレーニングで、「知っていること」と「できること」のギャップを埋める成長の習慣づくり！

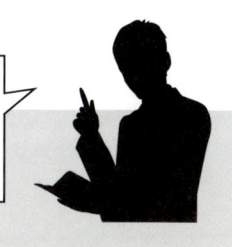

スタッフ満足歯科医院づくりで繁盛！　の成功ポイント

「知っていること」と「できること」とはまったく違い、その間には大きなギャップがあり、それを埋めるには練習（トレーニング）という努力（行動）を続けることが必要。そして、知っていることを意識して練習を続ければ、そのギャップが埋まってできるようになるという成長の習慣づくりはスタッフ育成において重要です！

スタッフ満足歯科医院づくりの実践の分析

「子どもにはスポーツをさせなさい！　スポーツの部活をさせなさい！　人として必要な多くのことが学べるから。身につけることができるから」。スポーツ部活経験がある学生を積極的に採用して企業を成長させている上場企業経営者の方から、子どもが生まれたときにそうアドバイスいただき、子育てではこの意味を20年実感してきました。そしてこれは子育てにかぎらず、歯科医院のスタッフ育成にも通じることを、歯科医院のスタッフの育成サポートを通じて実感してきました。

スポーツのトレーニング方法に、クロストレーニングがあります。これは「自分が行っているスポーツの技術や身体能力を、他のスポーツやトレーニングを行うことで向上させる」というものです。歯科医院のスタッフとして必要な心、技術、体を成長させるためにスポーツをクロストレーニングとして活用しているのが、すまいる歯科の「スポーツ育成法」です。この方法では、スポーツを通じて自分の成長を実感する経験を重ね、努力を継続する習慣を身につけるように導いていることがポイントと感じます。セミナー、研修、本、先生や先輩の指導で学んだ「知っていること」と「できること」は、まったく別。その間には大きなギャップがあり、それを埋めるには練習（トレーニング）という努力（行動）の継続が必要です。

このことは、歯科医院における仕事の技術（スキル）でも、さまざまなスポーツの技術でも同じことがいえます。前者のスキルアップに必要なこのことをスポーツで体験し、成長するための行動を習慣化できることが、「スポーツ育成法」のすばらしさの一つです。

3章　スタッフの育成③

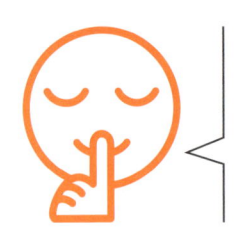

失敗から学んだ医院改革で、自分もスタッフも成長！

（市来正博）

医療法人 輝笑会 いちき歯科　基本データ

- 所在地：大阪府大阪市北区東天満1-10-10　サンファースト南森町2F・3F
- 面積：約190㎡（約58坪）
- スタッフ：歯科医師5名、歯科衛生士6名、歯科助手（受付）7名
- 1日の平均患者数：約72名
- 診療科目：一般歯科、口腔外科、小児歯科
- 診療時間：10：00～18：30（土曜は18：00まで）
- 休診日：日・祝
- 医院HP：http://www.ichikishika.com/

　当院は、大阪駅からアクセスのよい、南森町駅と大阪天満宮駅からほど近いビルの2階にあります。大阪でもかなりの都心部で、昼間人口が多い場所です。周りには歯科医院が多く、徒歩圏内だけでも10軒以上ある激戦区です。患者さんは男女半々ぐらいで、場所柄お子さんと年配の方は少なめです。

開業の現実

　約8年の勤務を経て、2000年3月に当院を開業しました。最初はチェアー3台、妻を含めたスタッフ3名でのスタートでした。来院患者数は順調に伸びていましたが、開業半年後に妻が妊娠し、仕事から離れることになりました。それからというもの、昼食は外食になり、診療時間以外でのスタッフとの会話が少なくなっていきました。当時の私は、人間的未熟さゆえに"うまくいくのが当たり前、うまくいかないのはスタッフのせい"という自己中心

的な考えになっていました。そのようなリーダーにスタッフがついてくるわけもなく、信頼関係が壊れ、オープニングスタッフが辞め、新しく雇ったスタッフも3年以内に辞めるという悪循環に陥りました。

同窓会や友人の集まりでスタッフの話になると、悪口ばかり言っている自分がいました。するとある日、友人にこう言われました。「おまえ、スタッフの悪口と愚痴ばっかりやん」。そう言われて初めて"自分に原因があるのでは？"と気づき始めたのでした。

最初の転機

そのころ、以前勤めていたスタッフが、他院で輝いて働いていることを知り、"あの子がそんなふうになるのか"と衝撃を受けました。やはりうちの医院に問題がある、つまり私に問題があるのだと意識させられたのです。そして、初めて経営セミナーに参加し、全国にはすごい医院があるのだと実感しました。私の行動エリアや考え方が広がるようになった、貴重な機会でした。

それからもセミナーに参加したり、医院見学を重ね、他院でよいと思ったことをまねて実行し始めました。とくに、初診時のカウンセリングの重要性を強く感じていたので、院長室をカウンセリングルームに改装して、スタッフの1人にはカウンセリングを専任してもらうことにしました。

ただ、スタッフとの人間関係を修復しないまま、院長主導の改革を行ったので理解を得られず、歯科衛生士全員が辞めてしまいました。2週間おきに「院長、お話があるのですが……」というおそろしいフレーズを聞き、3人目からは「またかよ」「うそだろ」という複雑な心境だったことを覚えています。

失敗から学び、変えたこと

人は変化をおそれます。それが正しいことでも、変えることに心理的にブレーキを踏んでしまいます。常に「ありがとう」と感謝を伝えるなど、スタッフとの人間関係構築に努めながら、医院理念の作成、朝礼の内容変更、ク

レド作成、ミーティングの充実、マナーズ講習などの取り組みを行いました。そのなかで、不器用ながら自分の思いを伝えていきました。

そうして、医院の理念「みんなの幸せのために」ができあがりました。また、カウンセリングを担当してくれていたスタッフが、チーフを務められるまでに成長したことは、医院にとって大きな出来事になりました。院長対スタッフという構図から、小さいながらも企業としての形ができてきました。

チーフを中心とした採用システム

過去の失敗から学んで、採用に力を入れることにしました。面接時に医院の理念を伝え、仕事観が合う方を採用することが医院文化を守るうえで大事であると感じていきました。それまでは私が中心となって採用していましたが、チーフを中心としたシステムに変えました。

1．1次面接＆電話面談

時代なのか、面接のアポイントを取っても当日来ない方がいます。時間は大切ですから、無断キャンセル防止の手立てとして、事前に履歴書を送付していただいています。応募者が多いときは、まず電話面談をします。1人の面接に時間をかけるため、多くの人とは面接できません。電話面談でおおむね会う必要があるかどうかがわかります。

2．2次面接

チーフが1人当たりおよそ90分かけ、医院の説明や診療室内の見学をしてもらいます。そのなかで、仕事の流れや来てほしい人財像を話すとともに、応募者の仕事観を聞き出します。最後に自分の将来像について簡単に作文を書いてもらいます。作文から、その方の仕事観がかなりわかります。

3．最終面接

ここで初めて院長である私が面接をします。面接というより、私のビジョンや大切にしていること、求めている"人財像"について熱く伝えるという感じです。応募者に対してメッセージを伝えたいという思いがあることと、

応募者の仕事観とのミスマッチを防ぐためです。一緒に働く仲間には同じ目的をもち、ビジョンを共有していただきたいと考えています。

4．体験入社

これは大切なステップです。朝礼から終礼まで一緒に働きます。とくに昼休みにスタッフに交ざって昼食をとることで、他のスタッフとの相性を見ます。仕事ができることも大切ですが、きちんとコミュニケーションをとれることはもっと大切です。最後に、1日働いた感想と入社の意思を確認します。

仕事観の合うスタッフを採用することで、医院の意思統一は図りやすくなります。ただ、人は忘れる動物です。初心を忘れ、ついつい自己中心的、自己都合的な考え方や行動をとることもあります。そういった状況を優しく包み、許容し、修正するよう導いてあげる院長の人間力が大切です。

スタッフをどう育成するかより、どんな人を採用するかが大きなポイントです。人が足りない状況でも仕事観の合わない方を採用すると、何倍もの苦労が返ってきます。採用は医院の命運を決めるといってもよいでしょう。

第二の転機

スタッフが定着すると医院の業績は伸びていきましたが、その後のリーマンショックや、近くに新しい歯科医院が開業されたこともあり、医業収入の減収を経験して不安を感じました。改めて考えてみると、スタッフのマネジメントにしろ、医院改革にしろ、私自身がさぼっていたのです。一度改善したら、もういいやという怠け心が生まれていました。

スタッフにも考えを出してもらい、患者さんとのコミュニケーションをより重視するとともに、医院の現状を数値として把握するようにしました。すると、治療を中断している方や定期検診に来られない方が予想以上に多いことに気づき、スタッフ全員でそれを共有し、事あるごとに治療や定期検診の大切さを伝えるようにしました。

当院におけるコーディネーターの役割は重要です。患者さんの思いや希望に寄り添いながら聴き、それを歯科医師や歯科衛生士に伝えます。コーディネーターは、初診からメインテナンスまで、患者さんと深くかかわります。ホテルのコンシェルジュのようにきめ細やかな対応が必要とされます。その存在があるからこそ、地域で支持されるようになったのだと思います。

マネジメント

　昔の私はスタッフに対して求めるレベルが高く、できていないことへの不満だらけでした。自分に従う存在だけを求めており、感謝の心はなく、働いていてもやりがいを感じにくい環境を私自身が作り出していました。

　スタッフの退職を何度も経験したので、自らの意識改革を行い、何かをしてもらったときには、常に「ありがとう」と言うように心がけ、感情的にならないように意識し、朝と帰りの挨拶時には握手をするようにしました。

　毎月給与を渡すときにしていたスタッフ全員との個人面談をチーフに任せたことで、いままでよりマネジメントがスムーズになりました。スタッフとは週に1回、外で昼食を食べながら個人面談をして、想いを伝えたり、テーマをもって質問したりしてコミュニケーションをとっています。食事をしながらだと和やかに話せて、院内よりもよい雰囲気で面談できます。

マナーズ講習

　接遇向上、スタッフの教養向上のため、定期的（約3ヵ月ごと）に外部講師を招き、土曜日の午後を休診にして受講しています。挨拶から、患者さんの誘導、手紙の書き方やスピーチ訓練などを学べるよい機会です。

　当初、スタッフたちは接遇の講習を望んでいる雰囲気はありませんでした。そのため、2年間は勤務時間中に業務として行っていました。次第にその必要性が理解され、講師との人間関係も築かれたことにより、自ら学んでいく環境ができました。変化には時間がかかるものだと感じています。

現在は古典を朗読して教養を身につけるなど、業務とは直接関係のないことも行っています。それは、この講習の位置づけが社員の成長にあるからです。"社会人として、人間としてのあり方が一流であれ"と心から望んでいます。

歯科衛生士指導

1．新人教育

新人スタッフには、外部セミナーでの学習や院内でのオリエンテーションなどを通じて理念、ビジョン、クレドなど医院が大切にしていることを落とし込んでいきます。まずは"やり方よりもあり方"を徹底的に教育します。その後、先輩歯科衛生士に1ヵ月交代で直接見学指導をしてもらいます。

2．目標設定

医院の目的・目標とは別に、個人の人生の目的を深く考えてもらいます。そこから3年後の理想像を描き、それを達成するための年間目標を設定してもらいます。最終的には、期間や数字を入れた具体的な行動目標を策定します。

3．フリーランス歯科衛生士の活用

歯科衛生士のスキル向上のため、フリーランスの歯科衛生士に月に1度、指導していただいています。面談で悩みを聞いたり、症例を相談したり、実技を通してそれぞれのレベルにあった課題が与えられます。また、週に1度、診療後に本・教材の読み合わせや勉強会を行っています。それ以外にも、朝の診療前や昼休みに自分自身の月間目標に合わせて相互実習をしています。

4．ミーティング

月に1度、診療時間を2時間短くしてミーティングを行い、医院の方向性の確認や毎月のイベントなどを打ち合わせています。イベントはそれぞれ責任者を決め、全員が何かしらのリーダーになるように割り振ります。たとえばホワイトニングキャンペーンやバレンタインイベント、医院合宿などです。

5．朝礼＆終礼

毎朝の朝礼で、クレドの唱和、初診患者さんの治療方針の説明、そして

"全員がNO.1宣言"をしています。その日の司会が2分間スピーチをした後、最後に円陣を組んでビジョンを声に出して締めくくります。朝から声を出してテンションを上げ、よい状態で患者さんをお迎えしています。

終礼では"GOOD & NEW"でよいイメージをもって仕事を締めくくるようにしています。できるだけスタッフ同士のよいところを探して褒めたり感謝したりして、プラス思考になるようにしています。

6．誕生日

誕生日をみんなで祝い、仲間意識を育てています。花束と日頃伝えきれていない感謝の気持ちを全員が色紙に書いて渡すことで、自己重要感を満たすようにしています。

7．医院合宿

年に1度、1泊2日の研修旅行に行きます。新人スタッフが中心になって企画し、行き先や内容を話し合い、いろいろなイベントを組み合わせた感動と学びの時間になっています。多くの共通体験を通して自己の成長とチームワークを育んでいます。

●

歯科医師として、人として役割を果たしているうちに、自らの使命感に目覚めてきました。いまの私の夢は、歯科という仕事をとおして周囲の幸せに貢献すること、そして人間的にも技術的にも優れたすばらしい歯科医師やスタッフを育成し、みんなが幸せな人生を送る手助けをすることです。

開業当初は、医院を大きくするイメージがなく、目の行き届いた患者さんの幸せに根差した医療をしていきたいと考えていました。しかし、うれしいことにスタッフに恵まれ、その成長に焦点を当てているとスタッフの退職がなくなり、徐々に人員が増えたため、2013年に改装してフロアを増築し、チェアー8台、歯科医師5名、スタッフ18名と、大幅に増員しました。今後も歯科医療という仕事をとおして、スタッフの成長に貢献できれば最高に幸せです。

Message from 澤泉千加良

> 採用はスタッフ育成の取り組みの一部。
> スタッフ育成の取り組みは採用から始まる！

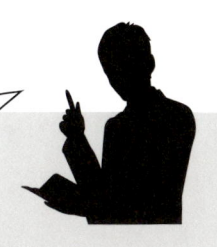

スタッフ満足歯科医院づくりで繁盛！　の成功ポイント

「スタッフの採用は育成の取り組みの一部。育成の取り組みは採用から始まる」と、採用と育成は繋がっていると考えて採用を行うことがポイントです。

スタッフ満足歯科医院づくりの実践の分析

歯科医師やスタッフ（人）が、よりよい歯科医療を患者さん（人）に提供するように成長させるには、「どのような人を、どのように育てていくか」と、スタッフ（人）の採用と育成の両方が大切です。ただ、一般的にスタッフの退職などによる「補充」を目的にした採用が多く、またその頻度が少ないことから、採用と育成の両方に力を入れているのは少数で、育成だけ力を入れている歯科医院が多いのが現状です。

市来院長も、「スタッフをどう育成するかより、どんな人を採用するかが医院の命運を決める大きなポイント」として挙げています。この「採用＜育成」から「採用＞育成」という意識変化が、多くのスタッフ育成の取り組みの成果、スタッフの成長に繋がっていると感じます。現状の診療態勢を維持する補充目的の採用では、「スキル重視」「経験重視」など、即戦力に焦点が偏りがちです。「人間性」「仕事観」などを疎かにすると、後々、人間関係のトラブルが起こる要因の一つとなります。

歯科医院の理念、目標の実現に貢献できるようなスタッフ育成で成果を挙げるには、スタッフ育成の取り組みは採用から始まると考え、「院長が伝えたことが伝わるスタッフ」、つまり院長の共感者を採用することが大切です。その参考になるのが、2章スタッフ採用②（P.33）で紹介した大学の「アドミッション・ポリシー」と、それを基準にして入学者を決める「AO（アドミッションズ・オフィス）入試」です。「歯科医院の理念・目標」「院長の歯科医療や患者さん、スタッフへの想い」「歯科医院が行っていること」「仕事観」など、院長、歯科医院に共感できるスタッフというような「求めるスタッフ像」を明確にしたアドミッション・ポリシー（歯科医院の採用受入れ方針）を基準にした採用を行うことで、「育てられる人を採用する」ことが重要です。それが、スタッフ育成の成果に繋がります。

3章 スタッフの育成④

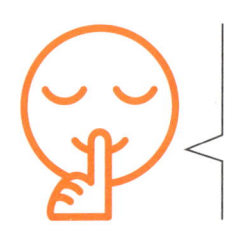

"みんなの笑顔"のための スキル&心の育成！

(崎山哲弘)

医療法人 さき山歯科クリニック 基本データ
- 所在地：沖縄県那覇市久茂地 2-6-20 久高材木ビル 2F
- 面積：約 165㎡（約 50 坪）
- スタッフ：歯科医師 2 名、歯科衛生士 5 名、歯科助手（受付）3 名
- 1 日の平均患者数：外来約 30 名、訪問約 5 名
- 診療科目：一般歯科、予防歯科、小児歯科、インプラント、審美歯科、訪問歯科、ホワイトニング
- 診療時間：9：30 ～ 18：00
- 休診日：日
- 医院 HP：http://sdc1001.com/

当院は 2002 年 10 月 1 日に沖縄県那覇市で開業し、今年で 12 年目です。立地は観光のメインストリート、国際通りから約 5 分、周辺には放送局や大企業の支局、県庁、市役所がある、那覇市の中心地に位置しています。

私は大学卒業以来、患者様のお口の中の健康を守るために診療し、さまざまなセミナーに参加してスキルアップにも努めてきました。そして、患者様から多くの感謝の言葉をいただき、診療の楽しさも経験してきました。

しかし、診療の多くはう蝕治療など、失われた口腔機能を回復する対症療法にすぎず、残念な結果になるケースも多く経験してきました。また、患者様の環境によっては、その対症療法の大切ささえ知らない、また受けたくても受けられない方もいます。

前述のような経験や知識から、「失った機能の回復から歯を失わないための予防の大切さを伝え、広げる医院を創っていきたい」と思うようになりました。

> ⦿ 1日目
> 問診票記入、カウンセリング、位相差顕微鏡での口腔内歯垢チェック、X線撮影、歯周組織検査、口腔内写真撮影、歯型作製のための型取りなどを1時間半ほどかけて行う
> ⦿ 2日目
> 前回集めた資料をもとに、歯科医師による現状説明と、患者様とともに治療計画を30分かけて立案する（悪いところをすべて治療するわけではなく、患者様の気持ちや環境にすり合わせることに重点をおく）。治療計画立案後、歯科衛生士によるブラッシングチェックを30分行う
> ⦿ 3日目〜
> 1回1時間の枠で、歯科衛生士による歯石除去からクリーニングまでを数回に分けて行う。当院では、歯科衛生士によるブラッシングチェックからクリーニングまでを予防治療と案内し、患者様には歯の大切さと興味をもつように歯科衛生士がさまざまな引き出しを使ってアプローチする
> ⦿ クリーニング終了
> 歯科医師による治療、そして定期的なメインテナンスを患者様に案内する（前後することあり）
> ⦿ 初診後の治療計画終了
> 2日目の治療計画作成後、すべての治療を終了し、メインテナンスのクリーニングを終えたら、必ずメッセージを添えたはがきを送付する（これによって中断が減少し、何より患者様との距離が格段に近づき、笑い声や会話が増えたと思われる）

図❶　当院の治療の進め方（応急的な処置が必要なく、痛みがない方の場合）

　私は多くの人々に、歯の大切さ、そこから得られる身体的・精神的な健康増進、そして幸せや安心を提供できる歯科医院を創りたいと思っています。そのためには、予防を担当する歯科衛生士がスキルを上げ、活躍する環境を提供しなければなりません。また、予防を継続して長く楽しく通院してもらうには、受付スタッフなどの接遇スキル、人間力の向上も欠かせません。ですから、当院ではスタッフが患者様に貢献できるように、スタッフのスキルや心の育成を大切にしています。

治療の進め方、そして絆づくり

　当院は、リピーターや紹介、また当院の治療方針に共感してくださる患者様を中心に診療したいと考えています。そのため、初診時は当院の治療方針、治療の進め方を理解し、納得してから問診票に記入してもらうシステムにしています（図❶）。これは、決して患者様を差別しているのではありません。最初のボタンのかけ違いを放置して診療を続けると、患者様にストレスがか

かって治療中断の原因となり、最終的に抜歯や義歯に至る悲惨な結末を散々経験しているからです。同じ症状でも、医院や歯科医師の考え方で治療方法は変わります。どの治療方法が正しい、間違いではなく、共感できる治療や医院をじっくり選択できる権利を患者様はもっていると考えています。

当院のシステムでは、すぐに処置を行わず、時間や回数、手間をかけています。しかし人生80年、90年といわれる時代です。「急がば回れ」、患者様に健康を提供し、長くお付き合いする発想を大切にしたいと考えています。このシステムにより、患者様が楽しく通院され、スタッフもストレスが少なく働ける、笑顔や笑い声が絶えない医院となっていると思います。

5つの採用ステップ

当院は接遇に力を入れ、医院をチームと考えて運営しています。したがって、採用では価値観や協調性に重点をおいています。ですから、決して急なスタッフ補充や、資格があれば採用ということはしません。価値観や協調性は漠然としてわかりにくいものですが、これがあまりにも別々な方向を向いていたら、医院として成り立たなくなります。

当院では、採用のステップを5つ設けています(表❶)。ただ、慎重にステップを踏んでも、採用者の初出勤日はいまでもドキドキします。というのは、以前、いまほどの採用条件を提示できない時期がありました。そのころ、ある採用者の初出勤日の朝、1通の手紙が置かれていました。手紙はその方からで、今回の採用は見送らせてほしいと書かれていました。本人も苦しんだと思いますが、十分な条件を提示できない自分を情けなく思いました。その経験のおかげで、私はいまでも当院に勤めてくれるスタッフには本当に感謝し、謙虚に接することを

表❶　5つの採用ステップ

STEP1	電話での問い合わせ、履歴書の送付
STEP2	STEP1で選出された応募者の主任面接
STEP3	STEP2で選出された応募者の1日通しての見学、仕事の体験、院長面接
STEP4	試用期間として仮採用
STEP5	本採用

心がけています。そして、スタッフには医院でできるかぎり楽しい体験、出会い、経験を積んでもらおうと心に誓っています。

スタッフ育成①　コミュニケーション

1．ミーティング

　毎朝20〜30分のミーティングを行い、スタッフのみで当日、前日の患者情報や治療内容の申し送りをします。その前に、"サンキューメッセージ"を行っています。これは私も含め、全員が身の回りの人間、物事に感謝の言葉を伝えるのです。10名いると結構な時間になりますが、毎日全員で行っています。他人がしてくれた些細なことにも感謝の気持ちをもち、また感謝する"センサー"を張ってほしいのです。最初は気恥ずかしさもありましたが、いまでは朝から大爆笑や感心させられること、そして全員で涙を流しながら聞き入ることもあります。サンキューメッセージの実施で、当院のスタッフは積極的に行動できるようになり、また、とっさのスピーチや発言がうまくできるようになるという思わぬ副産物もありました。

2．スタッフ会

　月に1回診療後、スタッフだけの会を開いています。希望者が食事しながら参加しています。テーマは決めてもらいますが、話し合いの詳細は把握していません。ただ、遅い時間まで盛り上がっているようです（笑）。

3．研修旅行

　年1回実施し、ここ数年は香港、東京、台湾、ベトナムでした。スタッフには異文化に触れ、多くの経験をしてほしいと思っています。3泊4日の団体行動ですから、お互いの意外な一面も垣間見え、毎年楽しく充実しています。

スタッフ育成②　スキルアップ

1．ミーティングと新人教育

　当院には、毎朝のミーティング前に先輩スタッフが新人教育を行う文化が

あります。新人も先輩もたいへんですが、親切丁寧に教えています。先輩スタッフは、教えるときはたいへんでも、新人が成長してくれれば自分が楽になることを経験しています。

ミーティングは月1回、午前中の3時間半、診療時間内に行っています。朝同様、スタッフの治療への疑問、質問に答えたり、新しい治療方法や治療器具の説明、歯科教材DVDの鑑賞など、さまざまです。1人でも多くの患者様を治療したほうが生産的かもしれませんが、ミーティングの実施は患者様にも還元できると考えています。もちろん、受付スタッフも参加し、歯科知識を吸収して患者様とのコミュニケーションに役立ててもらいます。

2．症例検討会

週2回は歯科医師を交えた症例検討会を行います。これは、歯科衛生士の質問に答えるだけではなく、初診、通院中の患者様にどのようにアプローチしていくかも説明するので、歯科衛生士も不安なく診療に臨めると思います。

3．セミナー

採用面接時にスキルアップや勉強が好きかを確認しています。セミナーは日曜日や診療後の開催が多く、強制はしませんが、積極的に参加してもらっています。とくに歯科衛生士には大阪で活躍している長谷ますみ先生のNDL mint-seminarに参加してもらっています。諸費用は当院が負担し、県外へのセミナーもなるべく1人で参加してもらいます。なぜなら、他県に出向いて交通機関や時間を調べて管理、行動する経験は、必ず本人の成長に繋がります。電車を間違えて帰りの飛行機に間に合わず、当日に帰れなくなったスタッフもいました。その後、宿泊や飛行機の手配、そして翌日の患者様のアポイントの調整でドタバタしたことも、楽しい思い出です（笑）。

4．歯科甲子園（D-1グランプリ）

初年度より参加している歯科甲子園は、歯科の技術ではなく、主に接遇に視点をおいたイベントです。当初、「このようなイベントがあるけど、参加してみようか？　まだ、早いかな？」と遠回しにスタッフに打診したところ、

あっさり「いいですよ」と快諾。本当にありがたい、自慢のスタッフです。残念ながら、まだよい評価はいただいていませんが、調査員による客観的な評価はどんなセミナーよりスタッフの心に響くと思います。

5．接遇、デンタルコーチングセミナー

現在2ヵ月ごとに、東京よりオフィスウェーブの澤泉仲美子先生をお招きしています。今年3年目ですが、毎年テーマが変わり、現時点の当院の問題をアレンジして盛り込んでくださいます。普通、医院の課題や問題点の改善には時間がかかるものですが、澤泉先生の客観的な視点、そしてコーチングのスキルを使った問題解決方法は時間がかからず、スタッフも非常に勉強になっています。澤泉先生は歯科専門の接遇セミナーで全国を飛び回っています。素敵な澤泉先生の話に目を輝かせて聞き入るスタッフの姿を見て、女性としても魅力がある澤泉先生と接することだけでもスタッフの人間力の向上に繋がっていると感じています。

スタッフ育成③　人間力の向上とプライベートの充実

1．募金によるボランティアサポート

私も含め、スタッフにはボランティア活動にいつもアンテナを張り、「自分にもかかわりがあること」という気持ちをもってほしいという考えから、医院収入の一部を募金するサポートを始めました。なかには、医院の休みを利用して海外ボランティア活動に参加したスタッフもいます。

2．有給休暇制度

当院のスタッフは完全週休2日制ですが、医院は日曜日のみ休診で祝日も診療しており、その分は有給休暇の付与で対応しています。有給休暇日数は正社員1年目で15日から始まり、6年目で年20日です。このような診療スタイルは、私が旅行好きで、スタッフにも気軽に休みをとっていろいろな県、国、そして沖縄の離島などに足を運び、見聞を広めてほしいと考えているからです。一生懸命仕事をし、一生懸命遊んでほしいのです。実際、毎月

のように旅行しているスタッフもいますし、月に２回海外に出かけたスタッフもいます。

　有給休暇制度は、子育てや親の介護などでも有効に使ってほしいと考えています。子どもの急な発熱や病気、親の介護など、緊急時はいつでも申請できるシステムとしています。

３．訪問歯科との出会い

　2013年4月から、歯科衛生士より要望があって訪問歯科を始めました。スタッフへのしわ寄せが気になりましたが、それ以上に得るものが多いと感じています。訪問歯科ではさまざまなシチュエーションがあります。まず、相手の家庭にうかがい、重篤な病状の場合の対応、電話での言葉遣いや相手の環境への配慮も必要です。訪問先はプライベートな場所なので、当然ながら部屋を汚したり、環境を乱したりしてもいけませんので、さまざまな気配りや気遣いが自然に身につきます。このような経験を毎日のように積み重ねていると、人間的に成長すると実感しています。

　時には悲しい別れや、罵倒され手を出されることもあります。しかし、病気と立ち向かう姿に感動することもあります。そして、エネルギーのある感謝の言葉や笑顔をたくさんいただきます。訪問歯科を担当していないスタッフにも、ミーティングの場でそのエピソードを伝え、共有しています。訪問歯科でのかかわりは、私も含めスタッフの人間力の向上、育成に欠かせない経験になっています。

　当院はまだまだ「歯科衛生士が活躍する繁盛歯科医院」のレベルにはありません。今後も研鑽を積んでいきたいと思います。

　執筆後、いまのスタッフをはじめ、さまざまな出会いや別れがあってこそ、いまの当院があるのだと再確認しました。今日も頑張って働いてくれるスタッフ、いままで採用を希望してくださった応募者の方、当院を卒業したスタッフの方にも、心から感謝しています。

Message from 澤泉千加良

> すべてが目的実現のため！ 患者さんのため！「学ぶ」ではなく「できる」に焦点を当てたスタッフ育成！

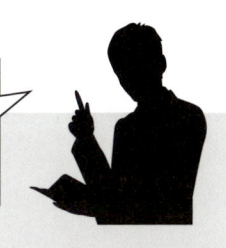

スタッフ満足歯科医院づくりで繁盛！ の成功ポイント

　目的を実現するためのスタッフ育成は、「学ぶ」ことではなく、学んだことが「できる」ようになることが必要。そのためには、「できる」に焦点を当て、「学習と行動（練習・実践）」をセットにした教育システムが大切です。

スタッフ満足歯科医院づくりの実践の分析

　「私は多くの人々に、歯の大切さ、そこから得られる身体的・精神的な健康増進、そして幸せや安心を提供できる歯科医院を創りたい」。崎山院長が示したこの目的を実現するために、「どんなチームをつくる必要があるのか」、「チームメンバーにはどんな人が必要なのか」、「チームメンバーはどんな心やスキルをもつ人が必要なのか」などを考え、それに向けた取り組みには、まったくブレが感じられません。

　スタッフ育成では、「できる」ことに焦点を当てた教育システムを採り入れています。どこに焦点を当てて取り組むかによって、その結果は異なります。スタッフ育成においても、学ぶ機会をたくさん与えても、それを練習・実践する機会がなければできるようにはなりません。つまり、学習と行動を必ずセットにするのです。スタッフが学んでできるようになることは、歯科医院の目的を実現するうえで欠かせません。スタッフは、セミナーや研修会に参加して学んだことができるようになると、自分に自信をもちます。加えて、患者さんに貢献できることが増え、患者さんに喜ばれたり、褒められたりする機会が増えると、さらに自分や仕事に自信をもてるのです。これがまた、新たな学びへのモチベーションとなります。

　反対に、セミナーや研修会などに多く参加しても、学んだことができなければ「勉強しても仕方ない」などと、新たに学ぶ意欲や自分への自信も失い、働く意欲の低下にも繋がりかねません。ですから、「学習と行動」をセットにしたスタッフ育成を行い、学んだことができるようになる教育システムは、スタッフの心や技術の向上だけでなく、学ぶ、働くモチベーションに関係し、歯科医院の目的の実現とってもたいへん重要なものなのです。

3章　スタッフの育成⑤

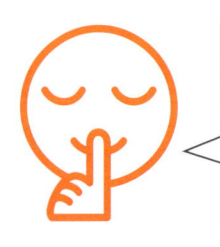

まずスタッフありき！マニュアルとカリキュラムを充実させ、辞める理由を消去！

（吉見哲朗）

医療法人社団 アップル歯科クリニック　基本データ

- 所在地：兵庫県明石市大久保町高丘 3-3-1
- 面積：約 330㎡（約 100 坪）
- スタッフ：歯科医師 10 名、歯科衛生士 12 名、歯科助手（受付）19 名
- 1 日の平均患者数：約 120 名
- 診療科目：一般歯科、予防歯科、小児歯科、矯正歯科、インプラント、ホワイトニング、口腔外科
- 診療時間：9：30 ～ 19：00（水曜は 13：00、土・日曜は 17：00）
- 休診日：なし（年末年始など）
- 医院 HP：http://www.apple-dental.jp/　http://kakogawa-appledc.jp/

　行列ができる歯科医院といわれるとおこがましい気がしてなりませんが、当院がたくさんの患者様に来ていただいているのは「スタッフのおかげ」と、私は日ごろから伝えています。今回、私に与えられたテーマは業務・教育マニュアルについてですが、まず「スタッフありき」という考え方が、当院のスタッフが成長・定着している理由であると、私は考えています。

スタッフの育成・定着は採用の時点で決まる

　採用はスタッフ育成の根幹となる部分ですから、人事はここでほとんどが決まると考えています。ですから、採用面接には時間をかけてじっくり行います。

　当院では、応募の時点から合否判定を開始します。たとえば WEB やメールでの応募であっても、必ず「うかがいたいことがあるので」と電話してい

図❶　当院の求人募集受付表の例

ただくように促しています。応募者からかかってきた電話から、「応募のマナー」「言葉遣い」「職歴」「資格」などを推し量ります。そこでA・B・C・Dの判定を行います（図1）。
- A＝採用しなければ人事のミス
- B＝採用したい
- C＝面接による判断
- D＝ダメ

　上記4つをさらに＋と－で判別します。その後、履歴書を郵送してもらい、よいと思われた人には面接に来てもらいます。面白いのは、履歴書を見ても、こちらが「来てほしい」と思える人は、電話判定で100％「C+」以上の方なのです。

　面接は通常、どの職種に関しても2回以上は行います。

　1次面接は事務方人事による面接、筆記テスト（一般常識＆計算）、アンケート、経験者は実技です。ここで見るのは、ある程度のスキル的な部分と人間性、就職に対する思いです。1次面接ではとくにプラス探しはしません。む

3章　スタッフの育成⑤　　85

しろ、マイナスがどれだけあって、それがどれだけ他のスタッフに影響するかを見極めることが大切だと考えています。マイナスの部分というのは、時に本人だけでなく、周りのスタッフや患者様に影響を与えることがあります。ですからマイナスが少ない人を雇うことは、すなわち当院で働いても問題がない人を選ぶことになるです。

　1次面接はテストを含めて約1～2時間、そこである程度の人となりをプロファイリングして、「当院で働けそうだ」と思われた人には2次面接に来てもらいます。

　2次面接に来るまでの間に、さらに細かく書かれたアンケートを持参してもらいます。これは、いままでの経験や考え方、周囲の環境を量るためのもので、どれだけ当院で働きたいかと、院長との相性を読み解きます。当院で働きたいと思ってくれている人ほど、これを細かく書いてくれます。その逆で、「受かれば行くか」程度に考えている人は、適当に書いて持ってきます。2次面接では、これらの資料を揃えて院長面談を行います。どんなに才能溢れる人でも、採用後は院長の下で働くわけですから、面接では相性を最も重要視しています。採用で重要なのは、技術や経験ではなく、「人間性」と「相性」であると当院は考えています。

スタッフ育成の3本柱はマニュアル・カリキュラム・チェック

　採用後の成長を促すには、当院を好きになってもらうことが大切です。ですから、まず最初の2日間、新人スタッフにはしっかり当院の歴史や考え方、職場のルールなどを座学で学んでもらいます。好きになるための第1段階である「知ること」から始めてもらうわけです。

　同じくして、挨拶の仕方や笑顔、最低限のマナーなどを教えて、ロールプレイングを行います。新人スタッフはここで基準に達するまでは、現場に出られません。基準に達したかどうかは、動画に撮って新人スタッフ本人と一緒にチェックしながら確認します。しっかり笑顔で患者様の名前をお呼びで

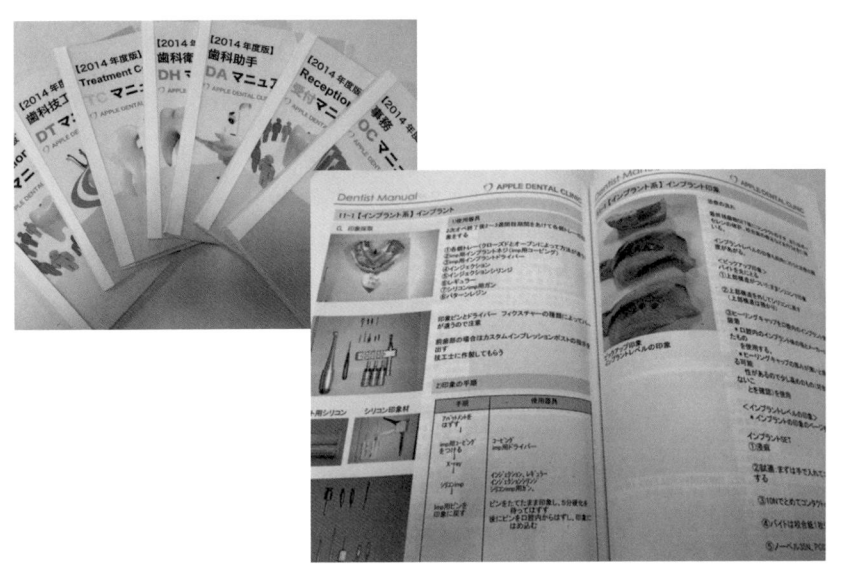

図❷　当院の各種マニュアルとその内容例

きるようになったところで、ようやく現場に出ることができるのです。

　実際の職務については、当院では「マニュアル」と「カリキュラム」を柱として覚えてもらいます。日本では昔からよく「見て学べ」といわれてきましたが、仕事の現場では効率が悪すぎますし、実際のところ、人はなかなか育ちません。カリキュラムでしっかり道筋を立ててあげ、マニュアルを細かく紐解くことで、スタッフたちは効率よく仕事を「覚える」ことができるのです。もちろん、マニュアルがすべてではありませんが……。

1．マニュアル（図2）

　当院では、各種マニュアルとともに教育担当者を付けています。教育担当者は現場のなかで新人スタッフに仕事を与え、マニュアルどおりできるように指導します。だからといって、患者様の前で説明はできませんから、初めての処置の前には新人スタッフにマニュアルを読んでもらい、まず教育担当者自身がその手順を見せ、診療後に説明と質疑応答の機会を設けます。そ

して次に新人スタッフにやらせて、できれば褒めてあげます。まさに山本五十六の明言、「やってみせて、言って聞かせて、やらせてみて、ほめてやらねば人は動かじ」というわけです。とくに最後の「褒める」が重要で、これがないと新人スタッフは次に一人でやってみようという気になりません。できたら褒める、褒められると仕事が好きになり、毎日が楽しくなる。そして新人スタッフは、当院が自分のことを考えてくれていると実感でき、当院のことを好きになり、自主性が生まれるというよい連鎖が生まれるのです。

２．カリキュラム

　月に１度、新人スタッフのカリキュラムの進行状況を、院長が必ずチェックします。このチェックを疎かにすると、新人スタッフは頑張ることを途中で止めたり、モチベーションを保つことができなくなります。カリキュラムどおりに成長しているか、何が得意で何が不得意なのかを知ることで、指導方針や指導内容を適宜変更することは、新人スタッフにしてあげられる院長の唯一の仕事です。なぜ唯一かというと、院長が注意する機会が多いと新人スタッフは萎縮してしまい、注意された内容も頭に入りにくく、場合によっては退職してしまうケースもあるからです。

　当院のマニュアルは、「Mid-G」で学んだことを参考にしています。Mid-Gとは、歯科医院の学術と経営をサポートしてくれる新しいスタディグループです。マニュアルはその職場の歴史であり、積み重ねです。しかし、一から作るにはあまりに膨大な労力と時間を要します。そこをサポートしてくれるのがMid-Gのマニュアルコースです。年数回のセミナーに参加すれば、約１年で各部門ごとに自分の医院専用マニュアルができ上がります。

　とはいえ、マニュアルは作れば終わりではありません。当院では年に１回マニュアル合宿を行い、スタッフ全員でマニュアルをチェックし、加筆・修正を行います。毎年刷新される活きたマニュアルが手元にあること。これもスタッフが安心して働けて、成長できるための一つの要素だと思います。

自分が嫌いな医院には、スタッフだって居たくない

　最後に定着についてです。ここで悩まれる歯科医院も少なくないようです。私も幾度となく悩んだ経験があります。しかしながら、ありがたいことに当院では最近、結婚・出産・開業以外で辞めた方はほとんどいません。これはひとえに「環境」のおかげだと、私は考えています。

　人が仕事を辞める理由は、
1．環境に対する不満
2．自身のキャリアアップ（図3）
3．経営者や上司との意見の相違

がほとんどだといわれています。とくに歯科医院は女性が多く、「1」の環境に左右されることが多くあります。ですから、スタッフの定着率を上げるには、簡単にいえばこの辞める理由を消してあげればよいのです。

　たとえば、当院では新卒初任給を、近隣平均の約1万円上で設定しています。待遇も一般企業並みのものを用意し、スタッフが待遇面で不満に感じることがないようにしています。

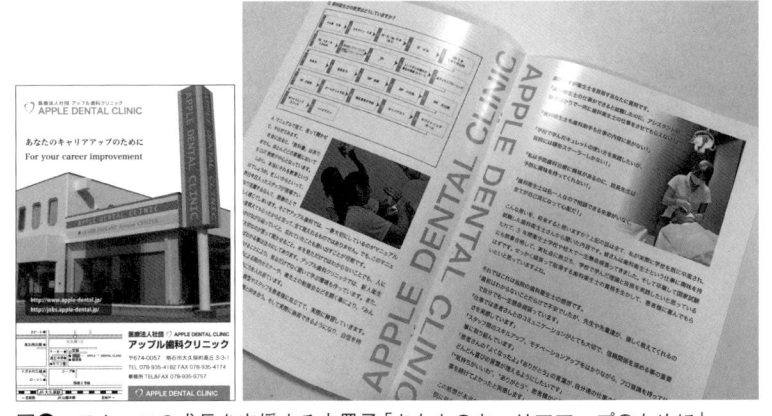

図❸　スタッフの成長を応援する小冊子「あなたのキャリアアップのために」

また、スタッフ自身のキャリアアップについては、歯科医師の場合はある程度仕方がないところではありますが、自分が勤めている医院がキャリアアップできる場所であれば、それを理由に辞めないとも考えられます。つまり、成長を応援してくれる職場であれば、自身の成長を理由に辞めることはないのです。

　３つ目の経営者や上司との意見の相違は、直接話すから問題が生じるのです。もちろん、経営者や上司がスタッフと直接話すことは重要です。しかし、それによって火種が生まれ、引火してしまう場合もあることを忘れてはなりません。そんなときに居てくれると助かるのが、同性のチーフの存在です。第三者であるチーフを挟んで意見をまとめることにより、クッションの役割を果たしてくれます。スタッフが経営者や上司に面と向かっていえない悩みも、チーフが取りまとめてくれるので、大きな問題に発展しにくいのです。

　加えて、スタッフが医院で働き続けるうえで大切なバロメーターが、「院長の医院」と考えているか、「自分の医院」と考えているかで、これによって定着率は変わります。前述のように、スタッフの成長を促すには、医院を好きだと思ってくれることが欠かせません。待遇や環境ばかりに気をとられず、成長させてあげることに目を向ければスタッフに責任感が生まれ、「ここは私の医院」と思ってくれるようになるのだと、私は考えています。

　そして、スタッフには「医院を好きになってほしい」と言うのではなく、医院サイドがスタッフのいる自院を「好き」であることが大切なのです。だからこそ、私はスタッフの前で「当院が大好き」であると言い、「スタッフが大切」であると伝えているのです。

　スタッフの育成について、正しい方法は一つではないと思います。ただ、現在当法人には50名のスタッフが在籍し、同じ方向を向いてくれており、今回紹介したやり方で成り立っています。まだまだ未熟な私が読者の先生方にアドバイスなどおこがましいとは思いますが、本項が人事という院長なら誰でも悩む問題を解決するための一つの参考となれば幸いです。

Message from 澤泉千加良

> 「成長できる」と感じられる歯科医院づくりが、スタッフの定着、活躍に繋がる！

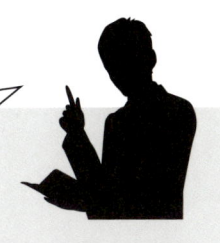

スタッフ満足歯科医院づくりで繁盛！　の成功ポイント

「教育システム（マニュアル、カリキュラム）」と「教育システムによって成長した先輩や仲間」が存在し、スタッフの成長を全力でサポートすることが、スタッフの定着、活躍において重要です。

スタッフ満足歯科医院づくりの実践の分析

「たくさんの患者様に来ていただいているのはスタッフのおかげ」だから、まず「スタッフありき」という確固たる想い。そこから、すべての取り組みが始まっています。「この歯科医院で働くことで自分は成長できる」とスタッフが感じられるかが、スタッフが歯科医院で働く安心感やモチベーションに大切で、その定着にも大きくかかわってきます。そのためには、「教育システム（マニュアル、カリキュラム）」と「教育システムによって成長した先輩や仲間の存在」が重要です。

「教育マニュアル」は女性スタッフの成長に欠かせません。女性は感性や言葉の表現が豊かで、言葉や物事の解釈を広くできるという特徴があります。そのため、女性スタッフが同性を教育するときに、話し言葉（会話）や見本（イメージ）だけで教えると、その表現や解釈の仕方にも幅が出やすく、教える人と教えられる人に行き違いが生じやすくなります。これが「指導内容や成長にばらつきがある」という原因の一つになります。これを防ぐために、「やり方」を文章（書き言葉）という理論と写真や図表というイメージのセットで伝える「教育マニュアル」が有効です。教えたいことの原点に戻れるマニュアルは、感性豊かな女性の成長を確実にサポートします。そして、その教育システムによって成長した先輩や仲間の存在も、このシステムで努力を続ければ、自分も同じように成長できるというイメージをもてるので、その後の行動に繋がる重要な役割を担います。

スタッフの成長を確実にサポートするために欠かせない、これら2つのことを吉見院長が用意しているのは、「スタッフありき」という確固たる想いからすべてを考えているためではないでしょうか。

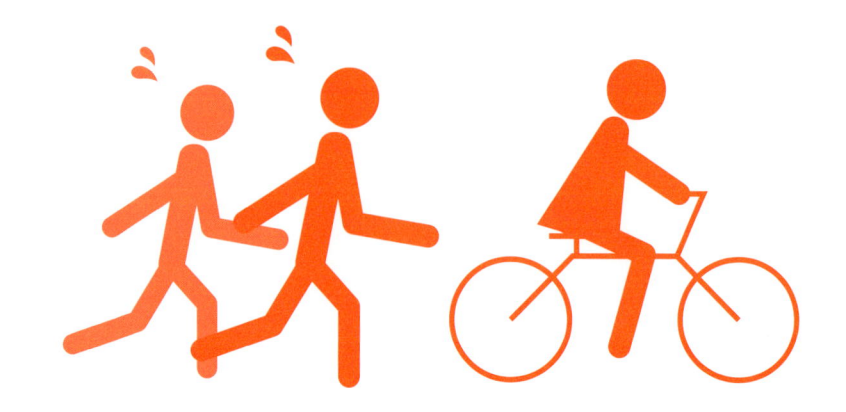

4章

スタッフが働き続けたい環境づくり

- ◉ライセンスをもつプロフェッショナル集団によるチーム診療！長所は褒め、短所は愛嬌に変える！（竹下賢仁）
- ◉忘れてはならない教訓を糧に、"働きたくなる医院"へ邁進する！（成富健剛）
- ◉コミュニケーションと絆で定期来院型歯科医院を創る！（藤井秀紀）
- ◉歯科医療もサービスも環境も、一流を目指す！（内田昌德）
- ◉やりがい、チームワーク、そして家族の協力が大切！（大熊俊宏）
- ◉人間性を高めてチームワークを発揮し、ポイント制度で評価！（石井久恵）
- ◉"5つの取り組み"で継続的に勤務できる環境を実現！（岡本佳明）
- ◉院内感染予防対策が、医院を繁栄・繁盛させる！（花田真也）

4章　スタッフが働き続けたい環境づくり①

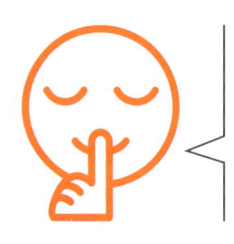

ライセンスをもつプロフェッショナル集団によるチーム診療！
長所は褒め、短所は愛嬌に変える！

（竹下賢仁）

医療法人社団 仁優会 たけした歯科 サクセスインプラントセンター　基本データ

- 所在地：東京都練馬区南田中 3-1-12
- 面積：約 280.5㎡（約 85 坪）［2 フロア］
- スタッフ：歯科医師 7 名、歯科衛生士 11 名、受付事務 4 名、ドライバー 1 名
- 1 日の平均患者数：80 〜 90 名
- 診療科目：一般歯科、予防歯科、インプラント、審美歯科、口腔外科、矯正歯科、小児歯科
- 診療時間：9：30 〜 20：00（土曜は 17：00 まで）
- 休診日：日・祝
- 医院 HP：http://www.shika-takeshita.com/

　私は代々歯科医業を営む家の長男として大分県竹田市で育ち、大学進学時に九州の地を離れ、大学卒業後は都内の医療法人に 5 年間勤務しました。本来なら地元に戻り父の医院を継ぐべきでしたが、東京で研鑽していた私は「いま学んでいる治療技術を東京で活かしたい！」という気持ちが徐々に大きくなりました。一大決心をして父に相談したところ、寛大な心で東京での開業を許されました。そのとき弱冠 28 歳と、いまでは考えにくい年齢ですが、勤務医時代に多くの臨床経験を得ることができた私に不安の文字はありませんでした。いま思うとゾッとしますが（笑）。

　1997 年に開業した場所は、最寄りの西武池袋線・練馬高野台駅まで徒歩 5 分ほどでした。この駅は 1994 年にできたばかりで、当時はまだところどころに畑などが見られる地域でした。現在、練馬高野台駅の 1 日乗降人数は約 3 万人。当院は 2006 年までの 10 年間はテナント開業でしたが手狭になり、

同年に近隣の現在地へ移転しました。

　移転のコンセプトは、「患者さん＆スタッフにとって心地よい空間を作る」で、プライバシーの確保、動線分離、院内感染管理を徹底しました。

医療法人社団 仁優会（TEAM TAKESHITA）

　現在、患者さんは子どもからお年寄りまで幅広く来院し、チェアー11台で1日平均80～90名の患者さんを診ています。また、体の不自由な患者さんの送迎や訪問歯科診療を行い、昼休みも交代制で診療時間内はいつでも診られる態勢をとっています。

　当院では地域に密着した安心、安全な歯科医院を目指し、
- 医療従事者すべてが心地よい歯科診療を行う
- 患者さん・医療従事者にとって安心な感染管理を行う
- 診療において、説明→同意→契約→保証の考えで臨む
- 医療従事者は、最良の治療を提供できるよう常に研鑽する
- 極力、患者さんの無駄な通院をなくし、スピーディーな治療を行う
- 人の痛みがわかる医療従事者になるよう努める

などを、日々心がけています。

求人は専門会社に一本化。求める人物像を事前に打ち合わせる

　当院は歯科助手を採用せず、アシスタントもすべて歯科衛生士が担います。これは開業以来継続しており、ライセンスをもったプロフェッショナル集団で診療したいという私の考えを貫いています。しかし、歯科衛生士不足といわれる昨今、求人は難しく、数年前までは各種求人媒体へ年間約180万円を投じても、まったく採用できない年もありました。6年ほど前からは一切の求人広告を止め、歯科衛生士求人ではデンタルハッピー社の笹平氏をパートナーとしています。笹平氏とは時間をかけてディスカッションし、われわれが求める人材、求職者が求める職場のすり合わせが事前にでき、たいへん助

かっています。

　最終面接は私が行い、その際のポイントは、「3年後の自分を想像できるか？」（夢を語れるか？）、「相手の目を見て話せるか？」（笑顔で会話できるか？）の2点だけです。将来の自分の姿の想像は、いわゆる明確な目標の有無であり、モチベーション維持に必要です。相手の目を見て笑顔ある会話をすることは人としてとても大切です。私の面接はくだけており、緊張感を取り除きながら互いの会話を楽しみ、そのなかから相手のよさを見出すようにしています。基本的には出会いは一瞬、運命的なものだと感じています（笑）。

チーム制による診療体制

　当院は担当医制で、歯科医師1名に歯科衛生士2名がつくチーム制を設けています。

　チーム制の狙いは、患者さんの人柄の把握や診療内容・進捗の確認を容易にし、たとえばユニット管理や技工物の発注、アポイント管理など、責任の所在を明確にすることにあります。そしてチームリーダーの歯科医師が担当歯科衛生士の教育や個々のスキルアップの確認を行っています。

　当院では、歯科衛生士の主任を中堅（経験年数5～8年目）に任せています。主な役割は、後輩の指導と心理状態の確認（仕事の悩み等）と、それをもとに先輩歯科衛生士や歯科医師と意見交換し、11名をまとめることです。

　私は歯科衛生士が一番成長する時期をライセンス取得後3～4年目と考えています。ここを臨床から学んだことを頭に落とし込む時期として「強化歯科衛生士」と名づけ、月に数回の勉強会やテストを行い、次代を担う人材として倫理的な面でも教育しています。

　歯科衛生士全体の勉強会は年に6回ほど行い、主任がテーマや演者を決める勉強会と、外部演者を招聘して行う勉強会があります。スタッフが演者となる場合は外部研修や学会で学んだことを発表し、その意義を他のスタッフに伝え、モチベーション向上や個々のスキルアップに繋げています。また、

他院との合同研修会を年に1度開催し、他の職場を見て自分を見つめ直す機会としています。

やるときはやる！　楽しむときは楽しむ！

　医療現場では常に緊張感をもたなければなりませんが、それを維持し続けることは到底無理です。私は溜まった疲れを、スタッフ同士、同じ空間で発散することも大切と考え、歯科衛生士2組、受付1組でスタッフのみの食事会を催しています。いわゆる「女子会」で、お酒を飲みながらスタッフ間の交流を深め、明日への活力になればと思っています。

　また、大所帯になるとスタッフ全員が集まる機会が少ないため、年に2回、法人全体の大行事（納涼祭・忘年会）を企画しています。盛り上がる一方で出費もかさみますが、スタッフの笑顔を見られるのは幸せです。自院のスタッフながら、「オン・オフ」の切り替えは本当にすばらしいと思います。

インプラント治療を行うチーム作り

　当院の屋号に"サクセスインプラントセンター"と入っていますが、決してインプラント治療のみを行っているわけではありません。欠損補綴において、義歯やブリッジを含めたなかで、患者さんに選択してもらっています。

　近年、インプラント治療に対してネガティブな報道が多く、患者さんは欠損補綴の選択肢のなかでインプラント治療を敬遠することも多いと聞きます。当院では1997年から17年間インプラント治療を行っていますが、年間症例数は現在も変わりなく220〜250症例の手術を行っています。

　なぜ、患者さんは当院でインプラント治療を受ける決意をなさるのでしょうか。一番多い答えが「安心感」です。安心感とは、歯科医師が提供する「治療技術」と歯科衛生士が提供する「気配り」、それと「チーム力」だと思います。私は当院の歯科衛生士に、「インプラント治療を含めた保険外診療を希望する患者さんは、自己責任で大きな投資をしている」、「インプラント治療は健

康な組織に異物を入れる外科手術である」と、常々伝えています。決して保険診療を蔑ろにせず、インプラント治療に携わるチームに入るまでは患者さんの応対やアシスタントワーク、歯周組織を診る力を2～3年外来で研鑽してもらいます。実際にインプラント治療に携わるのはその後で、「まずは基礎をしっかり！」という方針で教育しています。

また、日本口腔インプラント学会認定歯科衛生士を目指す者には、学会参加や症例報告資料作成など全面的に協力し、過去に6名が取得しています。インプラントチームに入ると、週に1回のカンファレンスで手術内容や補綴処置の確認を行い、チーム全員が十分な理解を得るようにしています。何事もアップデートと準備が大切です。

インプラント治療における歯科衛生士の役割

医療現場では失敗は許されません。ここでいう失敗にはインプラント治療がうまくいかなかったことはもちろん、患者さんに不安や不信感を抱かせてしまうことも含みます。

では、良好な結果を得るために、歯科衛生士としてどのような役割があるでしょうか。私は以下の4項目だと考えます。

①患者さんの不安を取り除く
②手術環境を整える
③アシスタントワーク
④メインテナンス力

患者さんの不安を取り除くには、女性特有の気配りと笑顔も有効です。笑顔はどんな場面でも、優しい気持ちや安心感を与えてくれます。気配りには静的気配りと動的気配りがあります。静的気配りは治療計画を理解すること、治療（手術）環境を整えること、患者さんへの声かけ、様子の観察等です。一方、動的気配りは適切なアシスタントワーク、メインテナンス時のチェック能力（診断力）です。

手術環境を整えるには、清潔域不潔域概念の理解と器具器材の名前・用途・管理場所の把握が必要です。インプラント治療のアシスタントワークは曲を奏でるような流れと、餅つきのような「あうん」の呼吸が大切です。

　そしてメインテナンス力を磨くには、歯周組織の理解と炎症の理解が必要です。インプラント治療は上部構造を装着したら終わりではありません。長期にわたって良好な状態を維持することが大切で、それには歯科衛生士のメインテナンス時の適切な処置および患者指導、異常を見極める診断力が必要不可欠です。誌面の都合上、ポイントのみ述べましたが、各項目をいま一度考察してください。

スタッフとよく話し、短所・欠点を認める

　開業当時は比較的年齢が近いスタッフばかりで遠慮なく話し合えましたが、17年も経つと「おっちゃん」の私とは年齢差がある若いスタッフが多くなり、接し方が難しい場面が増えてきました。それを補うには、スタッフとよく話すことと、「長所半分、短所半分」と考えることが大切だと思っています。人は誰でも長所と短所が、半分ずつある不完全な存在です。光には影、表には裏があるように、異なる側面があるものです。私にも短所・欠点があると認めることで謙虚にもなれ、スタッフにも短所・欠点があることを認めようと考えています。

　スタッフと接するときは、長所を褒めて伸ばし、短所を愛嬌に変えられるかを常に考えています。その結果、チーム力は増し、トラブルも少なく、退職者はほとんどが結婚退職で、ドロップアウトする者は少なく、永く勤務できる職場になっていると思います。

　また、チームをまとめるには私の考えを理解し、それを他のスタッフに伝えるリーダーが必要です。リーダーには歯科医院で起こる問題に対し、創造的課題解決の手段をもって解決するノウハウを身につけ、さらに人の成長を促していくことを期待しています。

歯科臨床の夢を求めて

　私は I.O.R.（Institute for Oral Reconstruction）というチームの主宰としてインプラント治療における教育を、歯科医師および歯科衛生士を対象に行っています。そのなかで現在、歯科医師や歯科衛生士が夢をもてない時代ではないかと感じる機会が多くあります。そのため、「インプラント治療アシスタントコース～歯科臨床における＜心・技・体＞を学ぼう～」と題し、50名ほどの歯科衛生士に向けて講演会を開催するなどしています。

　講演会では、インプラント学の基礎から、インプラント治療における歯科衛生士としての役割（心得・手術アシスタント・インプラント補綴アシスタント・メインテナンスの実際など）を学んでもらいます。また、座学だけではなく、デザートを食べながらざっくばらんにディスカッションを行うことで、歯科衛生士同士が交流する場とし、「夢」を見つけてもらうことを目的としています。また、受講生の医院へ手術のお手伝いに「TEAM TAKESHITA」がうかがい、手術指導を行いながら交流を深めています。

●

　最後に、いつも私を支えてくれるスタッフに感謝の意を表します。
　エーリッヒの言葉に、
「Immature love says: "I love you because I need you." Mature love says: "I need you because I love you."」（成熟していない愛は「あなたが必要だから、あなたを愛してる」と言う。成熟した愛は「あなたを愛してるから、あなたが必要だ」と言う）
とあります。私は成熟した愛をスタッフと交わしていきたいと考えています。
　そして、私自身は、
「深い思いやりから出る感謝の言葉をふりまきながら日々を過ごす。これが友をつくり、人を動かす妙諦である」
というデール・カーネギーの言葉を胸に、日々精進していきたいと思います。

Message from 澤泉千加良

「安心感」を感じられる歯科医院づくりが、
スタッフの定着、活躍、成長に繋がる！

スタッフ満足歯科医院づくりで繁盛！　の成功ポイント

　スタッフが、「リーダー（院長）」「組織（歯科医院）」「仕事（歯科衛生士、スタッフなど）」に対して「安心感」を覚えられることが、成長するため、そして患者さんに貢献し続けるためにとても重要です。

スタッフ満足歯科医院づくりの実践の分析

　患者さんが、「歯科医院を選び、来院する、治療方法を選ぶ」「歯科医院に通い続ける」「歯科医院を人に紹介する」には、歯科医院（歯科医師、スタッフ）への安心感が大きな要因となります。また、スタッフにも、院長や歯科医師、先輩や仲間のスタッフ、院内の環境、業務などから、日々安心感を覚えられるようにすることが、その定着・活躍・成長において、重要なファクターとなります。

「歯科衛生士としての心・技・体を学び続けられる研修システム」

「研修システムで成長していく先輩や仲間の姿」

「新人の頃から長期間勤務を続けている先輩の姿」

「カンファレンス、ミーティングなどによる積極的な情報公開・共有」

「患者さんに貢献できる治療、カウンセリング環境整備や感染予防対策」

「院長、歯科医師の技術研鑽への姿勢」

「相談できる先輩やリーダーの存在」

「患者さんからの感謝状、お礼の声」

などから、「この歯科医院で働けば自分は成長できる、患者さんに貢献できる」「この歯科医院は患者さんに貢献している」とスタッフが実感できることが、「歯科医院で働く安心感」「歯科衛生士、歯科スタッフとして働く安心感」に繋がっています。

　そして、長期間働いているスタッフの増加は、「女性患者さんの来院」にも繋がります。長期間働いて成長・活躍し続けている先輩から、他のスタッフが歯科医院（院長）に「安心感」を覚え、また女性の患者さんも、「長期間働いている女性スタッフが多くいる」ことを通じて、歯科医院（院長）に対して安心・信頼を寄せるのです。

4章　スタッフが働き続けたい環境づくり②

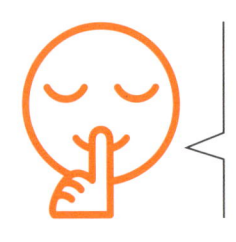

忘れてはならない教訓を糧に、"働きたくなる医院"へ邁進する！

（成富健剛）

医療法人 なりとみ歯科　基本データ

- 所在地：佐賀県鳥栖市神辺町397-1
- 面積：約260㎡
- スタッフ：歯科医師4名、歯科衛生士8名、歯科助手（受付）1名、保育士2名
- 1日の平均患者数：約70名
- 診療科目：一般歯科、予防歯科、小児歯科、矯正歯科
- 診療時間：9：00～18：30（土曜は13：00まで）
- 休診日：日・祝・第3土
- 医院HP：http://www.naritomidental.jp/

　当院がある佐賀県鳥栖市は人口約7万人のこじんまりとした街で、以前はほとんどの方がご存知ありませんでした。しかし、サガン鳥栖というサッカーチームが、2012年よりJリーグディビジョン1に昇格し、ある程度認知されるようになりました。とはいえ、当院は鳥栖市の山手のほうにあり、周囲は田んぼばかり。歯科医師会入会の際、来院した役員の方が拍子抜けした表情で、「田んぼだね……」とおっしゃった一言がとても印象に残っています。

順調なスタートに思えたが……

　当院は1997年6月に開院しました。当時は新人歯科衛生士1名、歯科助手2名、そして妻の4名とともにスタートしました。当院のすぐ近くに私の実家があり、また地元の歯科医院で勤務していたこともあってか、開院初日も20数名の患者さんが来院されるなど、当初から多くの患者さんにお越し

いただきました。最近と比べれば、とても恵まれたスタートでしたが、"人間万事塞翁が馬"、よいことばかりではありませんでした……。

忙しさのあまり、スタッフに配慮できず、自分の感情のコントロールもできずに、イライラと診療をする毎日……。しかも、患者さんは全員初診という状況で、毎日が忙しく診療が終わるとぐったり。スタッフとコミュニケーションをとれる状況ではなかったのです。

いま思えば、新卒の歯科衛生士に多くを求めすぎていました。彼女ができないことや失敗したことばかりが気になり、しょっちゅう叱っていました。そんなことが積み重なり、翌年2月に「先生、お話があります」。いま考えると、不吉な（苦笑）言葉をいただき、退職したい旨を伝えられました。結局、妻を除き、スタッフ総入れ替えとなりました。

その後、幸いなことに私が勤務していた医院を退職したスタッフが2名と、友人の紹介でもう1名が入社し、なんとか診療を行えました。しかし、このスタッフたちとも次第に関係が怪しくなり、結局1年後には再び総入れ替え。私の歯科衛生士の求人、採用、育成にわたる苦難は、ここから始まりました。余談ですが、私は現在に至るまでスタッフの総入れ替えを3回経験しました。

苦難のスパイラル

さまざまな媒体に、何度求人を出しても反応がありませんでした。出入りの業者さんに頼んで紹介してもらった歯科衛生士さんも、医院見学後に断られ……。なかにはその後、連絡ももらえないような場合もありました。このとき私は、「うちは田舎にあるから来てくれないんだ」と考えていました。

その後、なんとか知り合いの紹介で歯科衛生士2名が入社してくれたものの、相変わらずコミュニケーションも少なく、関係は悪いままでした。この2名を含めたスタッフ5名と、vs.院長である私という、表には出ない冷たい戦いが繰り広げられている状態が続きました。この時期、予防を導入する医院が周りにも増え、当院も予防に力を入れたいと考えました。そのため、

歯科衛生士の必要性がより高まりましたが、結局のところ誰も採用できない、相変わらずの状態でした。

多くの出会いに恵まれて

そのようななか、ひょんなことで、ある経営セミナーに参加しました。そこに参加してまず私が驚いたのは、同じような悩みや苦悩を抱えている先生がたくさんいることでした。ある意味で安心するとともに、それぞれが行ってうまくいった事例を共有することで、少しずつ医院の雰囲気も改善し、偶然ですが2名の新卒歯科衛生士も採用できました。

出会いの機会に恵まれていろいろな刺激を受け、医院も少しずつ成長していきました。この出会いから学んだことを、いくつか実践してみました。まず、毎年専門学校に挨拶に伺い、医院紹介の資料やプロにお願いして作成したDVD、パンフレットなどを置かせてもらい、実習医院にしてほしいともお願いしました。また、近隣にある専門学校の学生を、夕方からアルバイトとして雇用しました。さらに、そこの学生がアルバイトで勤めている居酒屋に通い、「友だちを紹介してよ」と頼んだこともありました。とにかくなり振り構わず、何でもやる姿勢で実践し続けました。

この仲間たちとの繋がりがセミナー後も続き、自分たちのスタディーグループを結成することになりました。会の名称を"Win-Winの楽しい歯科医院を普及する協会"（通称WTS）と名づけ、現在も活動しています。

スタッフプレゼンテーションの活用

WTSでは毎年、所属する医院のスタッフに発表の場を提供する"スタッフプレゼンテーション"を行っています。これは、医院で働くスタッフが相互に刺激し合い、ともに成長していくこと、毎日の診療のなかでの自分自身と医院の成長を見つめて発表という形でまとめ、スタッフ自身が成長できる場を作ること、スタッフが他院のスタッフや院長先生と懇親を深められること、

そして、私自身がそうだったように、自分一人だけが悩みや苦悩を抱えているのではなく、みんなが同じような壁にぶつかりながら成長していることを目の当たりにでき、その発表に勇気をもらえることなどが目的です。

　私は、一人で悩んでいても解決策はなかなか見えず、新しい発想に行き着くこともなく、ただ疲弊してしまうことを多く経験しました。自分自身を悲劇の主人公にしてしまいがちですが、この発表の場ではたくさんの苦難を乗り越えた仲間たちがその経験を話してくれるので、新しい考え方や取り組み、物事への反応の仕方などを学べます。

　歯科衛生士の採用に関しても、スタッフプレゼンテーションを活用しています。このイベントのチラシを九州の各専門学校に案内し、学生さんと教員の先生を無料で招待しています。この会の趣旨に賛同する医院は、スタッフの成長をとても重要視していますので、ここに参加した学生さんで私たちの想いに共感してくれる方に、医院の求人に応募してほしいと考えています。

　教員の先生方は、多くの学生さんの将来を方向づける重要な役割を担っており、このイベントが学生さんの就職先を考える機会になればありがたいと考えています。実際、参加した先生から、「将来、ここで発表された方のように自分が指導している学生も成長してほしいし、このような成長の場をもつ歯科医院に勤務してもらいたい」と、とても嬉しい感想をいただきました。

合同新人研修会

　WTSは、育成の取り組みとして毎年4月に"WTS合同新人研修会"を開催しています。同じ理念のもとに集う仲間なので、考えも似通っています。

　具体的には、社会人としての心構えや考え方、上司へや患者さんへの接し方、トラブル時の対応などを講師に指導してもらいます。2～3日間、ほぼ合宿形式で行いますので参加した新人同士が親交を深め、よい関係が続きます。勤務を始めると、何かしらつらい経験や落ち込むこともありますが、仲間との相互の励ましが困難を乗り切る助けになっていると感じています。

実習医院としての取り組み

　私は院内でも採用と教育、定着の取り組みを続けてきました。そして、以前から希望していた実習医院の依頼が専門学校からあり、晴れて2013年から実習を引き受けています。当院はオリジナルの実習帳を作成し、これに毎日日誌を書いてもらいます。そして翌日、実習生と私が面談し、記載内容へのコメントを続けます。もちろん、実習の時間中には歯科衛生士が指導を行い、アドバイスします。これとともに、実習の最終日には修了証と花束を手渡すセレモニーを行い、実習の達成を祝います。

新人歯科衛生士の教育

　新人歯科衛生士の育成は、採用決定後に私が時間をかけて医院の考え方を教えることから始めます。医院の歴史、理念、そして考え方について、まずプレゼンを行います。医院の行動規範や理念に関してはクレドにまとめてあり、時間をかけて話します。以上の説明に、約5時間かけています。

　その後は新人の育成係を決め、指導、育成にあたります。まず1年間の目標を育成係と私で決定し、それを月ごとの目標に落とし込みます。ここからはすべて育成係が月ごとの目標を日々の指導計画に入れていきます。入社から半年は、毎日各人の得意分野を新人に指導し、その日程も育成係が決定します。もちろん、基本的な考え方や重要な内容は、私もかかわっています。

　一方、新人は毎日研修日誌を記します。これを短時間ですが、毎日私が見て、コメントやアドバイス、新しい課題を提案します。この時間が新人との貴重なコミュニケーションの機会になっていることはいうまでもありません。その後、そのレポートは育成係に渡り、添削を受けて本人に返されます。

成長という報酬

　いろいろな先生から、「スタッフ自身の成長が何よりもの報酬だよ。医院の

なかでその成長の機会を与えてあげるのが院長としての役割だよ」とよくうかがいます。本当にそのとおりで、縁あって当院に勤務してもらえたのですから、これを幸せになるチャンスにしてもらいたいと考えています。

　さまざまな課題を与えることが彼女たちの成長に繋がります。取り組んでいる最中はつらくても、振り返るとよい機会だったと気づくことはよくあります。これらの機会と本人の能力などを勘案して適切に担当させるのは、ある意味で"成長という報酬"は人生の宝ともいえる、院長からの無形の贈り物であると信じています。

　私はスタッフ全員が成長を実感し、毎日イキイキと楽しく輝いて診療してもらいたいと心から願っています。当院の「通いたくなる医院、働きたくなる医院」という理念も、このことを謳っています。当院は予防に軸をおいています。患者さんや健康な方に、「あの医院に通いたい」と思われなければ、来院していただけません。

　来院者が輝いているスタッフを見て、「こんな職場で働いてみたいな」と感じてもらえるような医院にしたいと思っています。さらに、通ってくる子どもたちが「歯医者の仕事ってかっこいい！　私も大きくなったらこの医院で働きたい！」と思ってもらえる医院へと、そしてそんなふうに輝くスタッフに成長してもらいたいと考えています。

忘れてはならない教訓

　ある先生からいただいた「笑顔は作れるが、輝きは決して作れない」という言葉は、私に大きな衝撃を与えました。スタッフが単に「笑顔で……」というだけではなく、彼女たちが心の底から「輝ける」医院にすると決意させてくれました。以後、私はそのために何をするべきかを考えてきました。

　外部の講習への参加。院内で責任ある役職を引き受ける。院内の教育システムを活用する。院内で直面するいろいろな問題への解決策を立て、スタッフと協議して行動する。他にもたくさんの成長の機会があるでしょう。

> ①人は評価なしに努力を続けることができない
> ②続ける意味を感じないことに、モチベーションや工夫は存在しない
> ③多くのことをやらなければならないと考えると、自発性は失われ、やらされ感が残るのみである
> ④スタッフ自身が取り組みやその成果を楽しむことができれば、経営的にも大きな成果が望める
> ⑤スタッフは、目的もわからずに院長からの指示で行ったことは、たとえ成果が出ても達成感は湧かない
> ⑥自分たちの発案で医院がよくなる取り組みを全力で行っているときには、院長はその他の分野で必要があっても提案は最小限にとどめる。提案する場合は、その取り組みを支える発言のみを行う

図❶　6つの教訓

　医院がある程度チームとしてまとまりを見せ、いろいろな意味で私が口を出さなくても機能するチームに成長したと判断し、彼女たちにたくさんの（多すぎる）成長の機会を次から次へと押しつけてしまいました。本来なら、各自が責任をもって行動すれば何かしら成長の機会が得られるはずです。しかし、考えとは裏腹に、スタッフたちが疲れてしまう事態に陥ってしまいました。結局、自分たちで工夫して何かをやり遂げるという意識が薄れたこと、そして定期的に評価をせず、取り組みをだらだらと継続したことがよくなかったようです。

　その結果、ごく最近に退職を希望する者が複数名現れてしまいました。これは、スタッフ各自の処理能力に十分に配慮すること、できたことを十分に評価すること、ある程度の結果を得た取り組みは十分に評価し、終了するか続けるかを話し合うこと、そしてなにより、スタッフ自身が取り組みに関して責任者になったことを意気に感じ、やり遂げる楽しさを与えることを、私が忘れていたようです。

　どんな経験も、その時期にその人に必要なことが経験できるよう、自然の大いなる力が働いていると感じています。私は現在、取り組みを整理し、いくつかにしぼって全力で行おうとしているところです。自然の力が私に与えてくれた6つの大きな教訓を図❶に示します。

Message from 澤泉千加良

> 複数医院の相互扶助による「共有＆共育」で、スタッフの採用・育成・定着の相乗効果をあげる！

スタッフ満足歯科医院づくりで繁盛！　の成功ポイント

　一歯科医院で行える、スタッフの採用・育成・定着などの取り組みには限界があります。複数の歯科医院が集まり、人・知識・経験などを共有し、相互扶助することで相乗効果が生まれ、今後の取り組みに効果が期待できます。

スタッフ満足歯科医院づくりの実践の分析

　一つの想いに共感する院長とそのスタッフが集まり、スタッフの採用・育成・定着などを相互扶助する……。そのような組織による取り組みは、歯科衛生士学校との関係づくりや学生とその両親の安心感、同じ仕事・年齢のスタッフとの交流による悩みの解決などのメリットを享受できると、成富院長は示しています。

　一般企業では、内定者研修や新人研修などで、5人や10人、あるいはそれ以上の新入社員が一定期間交流します。これが新入社員の悩みや不安を解消する機会にもなり、新入社員の定着に役立っています。組織に参加している歯科医院でも新卒スタッフ合同新人研修を開催することで、同様にサポートできます。

　また、一般企業では、子育てや介護と仕事の両立の支援、心身にわたる健康維持増進のためのヘルスケアやメンタルヘルスケアの支援、新入社員・中堅・ベテラン社員まで世代を問わない支援など、従業員が安心して働ける、能力を発揮できる環境づくりや、優秀な従業員の採用や定着のために福利厚生制度を拡充しています。しかし、そのような制度を1社で実現することは難しく、多くの企業では相互扶助する「相互扶助型福利厚生制度」を利用しています。これは歯科医院でも同じ。スタッフの採用や安心して働ける環境づくり、優秀なスタッフの定着のために福利厚生制度を充実させることは大切ですが、一歯科医院では限界があります。医療業界向けに、@Benefit（フォーユーメディカル社運営）の相互扶助型福利厚生サービスがあり、このようなものを利用することで、大企業の従業員が利用しているような福利厚生制度を多くの歯科医院で相互扶助することで、一歯科医院のスタッフのための福利厚生制度を充実させることが可能になります。

4章 スタッフが働き続けたい環境づくり③

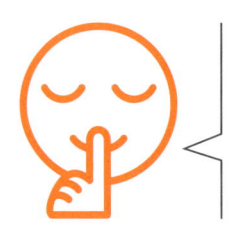

コミュニケーションと絆で定期来院型歯科医院を創る！

（藤井秀紀）

医療法人 しんくら歯科医院　基本データ

- 所在地：岡山県倉敷市新倉敷駅前 1-60-1
- 面積：約 391㎡（約 118.5 坪）
- スタッフ：歯科医師 5 名、歯科衛生士 9 名、歯科助手（受付）8 名
- 1 日の平均患者数：100 ～ 120 名
- 診療科目：一般歯科、小児歯科、矯正歯科、審美歯科、インプラント、歯科口腔外科
- 診療時間：9：00 ～ 19：00
- 休診日：木・日・祝
- 医院 HP：http://www.sinkura.com/

　当院は、美観地区、大原美術館で知られる倉敷市の郊外にあります。最寄りの新倉敷駅周辺にも田んぼが広がる田舎町です。住民は倉敷、岡山中心部、水島工業地帯などに通勤する世帯と白桃、マスカット、ピオーネなどを名産とする果樹栽培や稲作農家が混在しています。

Our Mission&Our Principle

　当院の目指すもの（Our Mission）は「来院者の生涯にわたる健康づくりをサポートする」であり、CHP（Clinical Health Promotion）研究会の考え方をベースとした予防重視の定期来院型歯科医院です。

　単に治療をするだけでなく、コミュニケーションを深めることにより、その方の背景を踏まえたアドバイスを行い、その方が将来にわたって健康な状態を維持できるようサポートすることを目標としています。そのためには成

> ■ Our Mission
> 《しんくら歯科医院の目指すもの》
> 来院者の生涯にわたる健康作りをサポートする
>
> ■ Our Principle
> 《医療法人しんくら歯科医院の行動理念》
> 当院にかかわるすべての人がやりがいをもって成長し、幸福になること
>
> ■私たちが大事にすること（4つの指針）
> 1．笑顔と共感を何よりも大切にします
> 2．新鮮さと感動を与え続けます
> 3．高度な技術とコミュニケーションを追求します
> 4．仲間みんなの夢を仲間みんなで叶えます

図❶　Our Mission と Our Principle、そしてそれらを実現するための4つの指針

　長期の咬合育成や成人の歯周治療、咬合再構成といった積極的な介入を勧めて治療することもありますし、同様のケースでも患者さんが希望しない場合にはじっくりとその方に寄り添い、納得が得られるまで経過を見守ることもあります（もちろんそれによるリスクはお話ししたうえですが）。決して押し付けはしません。ただし、"歯を大事にしたい"という価値観が共有できていることが前提です。

　当法人の行動理念（Our Principle）として、「しんくら歯科にかかわるすべての人がやりがいをもって成長し、幸福になること」を掲げています。これには縁あってチームの仲間として働く当院のメンバーだけではなく、出入りの業者、来院者にも幸福になってほしいとの願いをこめています。そして、それらを実現するために4つの指針（図❶）と25条のクレドがあります。

　開院時の想いは、「とにかく怖くない歯科医院にすること」、「定期来院にすること」でした。そのためにはコミュニケーションが必要だと考えました。患者さんと雑談でもよいから、とにかく話をする。その後、CHP研究会と出合い、理念が強固になって現在に至ります。

　当院では、まず患者さんが何を一番気にして来院されたのかを大切にしています。これは単に問診で患者さんが発した主訴ではなく、その向こう側にある本当の不安要因を聴きたいと思っています。初めに発する言葉に、その患者さんの本当の気持ちが表現されているとは限らないからです。

治療方針も患者さんと相談して決めていきます。私たちは現状の問題点、改善方法をプロとして提示します。患者さんからはご自身の希望、想いを聴かせていただき、双方を擦り合わせして治療計画を決め、治療後はその状態を維持するためにその方と一緒にメインテナンスに取り組んでいきます。

歯科衛生士に求めていること

1．技術力

　歯科医療技術者としての高い治療技術は当然必要です。プロとして歯周治療はもちろん、診療補助に関しても高度な知識と心配り、手際のよさが求められます。コミュニケーションにおいてもスキルの向上は欠かせませんし、自分自身を常に高めて磨き続けることが求められます。

2．人間性

　私たちの相手は物や機械ではなく人です。人には生活があり、常に歯のことを第一に考えているわけではありません。それを踏まえたうえで、私たちは歯を大切にする気持ちをもってもらい健康行動を起こしてもらうためのアプローチを考える必要があります。子どものころ「勉強しなさい」と叱られるほど勉強したくなくなったように、「歯を磨きなさい」では行動は変わらないのです。

　とにかく現状のデータを見せて知識を与え、指導すれば、人は健康行動をとると思われていた時代もありましたが、人が常に正しい行動をとるとは限らないのです。メタボの害ははっきりしているのに、僕もメタボですから（笑）。

　WHOも、患者さんがどういう行動をとるかを、その方自身が考えることをサポートするのが医療人の役割と指摘しています。その方と私たちの想いを擦り合わせていくには、信頼され得る人間性が必要です。

3．職場人

　当院はチームワークをとても重要視します。それは指示どおり動くことで

はありません。日常診療でも医院運営でも、それぞれが自律的に何をすべきかを考え、連携をとりながら判断して最適な行動をとるということです。そして、当院が目指すことをどうやって実現していくのか、日常のちょっとした改善から大きな問題の解決まで、積極的に議論を重ねて前進させる姿勢が求められます。

採用までの流れ

1．応募

　歯科衛生士の採用は、現在ほとんど歯科衛生士学校からです。いままでには、他院で勤務していてセミナーで一緒になった当院メンバーが楽しそうにしている様子を見て就職したいと思い募集を待っていたとか、実習生が当院に就職したかったものの募集がなく、他院で1年間働いた後、当院が募集を始めたことを見て勤務先を辞めてきたから雇ってほしいという強者もおりました。高校時代に患者として当院の歯科衛生士に接して進路を歯科衛生士に決め、就職した者もいます。

　現在、当院は歯科衛生士学校2校の実習医院になっており、実習生またはその友人が応募してくることが多いです。実習生には実習生担当プロジェクトメンバーが教育にあたります。随所でコミュニケーションをとり、どういった点に目を向けて実習してほしいかを伝えていきます。そして、実習風景を写真に撮ってアルバムを作り、最終日にお祝いとして渡すと感激して涙を流し、別れを惜しんでなかなか帰らない学生も多くいます。そういったふれあいが当院らしさであり、就職希望に繋がっているようです。

2．院内見学

　実習生以外からの応募では、必ず面接前に3時間程度の院内見学をしていただきます。これはどの職種の場合でも共通です。ちなみに、見学前の電話の段階からチェックするリストがあり、この時点でお断りをすることもあります。なぜ見学をしていただくかというと、当院は従来の歯科医院と文化が

かなり違うので、自分の価値観と合うのかを判断してもらう必要があるからです。一緒に仕事をしていくには価値観が共有できるかどうかが大切です。目的地が違う者が同じ船に乗ってもうまくいきません。ですから、当院のコンセプトを説明し、見学して判断してもらいます。もちろん、こちらもその方の行動を見ています。初めの1時間くらいは熱心なふりもできますが、長時間になると次第に地が出てきます。

3．面接

面接は院長、総主任、担当部署の代表者で行います。一般的な質問のほかに、ヒューマンスキル、コンセプチュアルスキルに関する質問をします。たとえば、「最近誰かを喜ばせましたか」や「実習医院のよかった点、改善点と改善策」などです。一通り聴かせていただいた後、もう一度当院の診療方針、チームワークの重要性、仕事にどう取り組んでほしいかなどをお話しします。ここで目指すのは"不採用になった人があそこの診療方針はよいからと患者を紹介してくれる"ほど熱く話す！　です（笑）。で、終了。2次選考を行うこともあります。

歯科衛生士定着のポイント

1．to do より to be

勤務が始まると、院長によるオリエンテーションがあります。ここでは当院の沿革、基本理念、CHP研究会の考え、私たちが大切にしていることなどを、スライドやムービーを使いながら詳しく説明します。また、仕事を人生のなかでどう位置づけてほしいのかや、自分が源泉と考えること、何気ない仕事にも意味があることなどを話します。この心の部分こそが、技術の習得よりも優先事項だと考えています。

それからOJTが始まります。ここでは新人教育担当が任命され、マンツーマンで仕事を教えていきます。教えるほうも教えることで成長します。器具の扱い方、治療技術はもちろん、コミュニケーションのとり方まで教えなが

ら仕事を習熟してもらいます。週に何日か、診療後の居残り練習も行います。

2．患者担当制と院内コミュニケーション

　教育担当から OK が出たら、担当患者をもつようになります。また、当院では担当歯科衛生士がトリートメントコーディネーターを兼ねていますので、患者さんの希望を聴きながら担当歯科医師と相談し、治療計画を提案、同意を得て治療を進めます。毎週火曜日は診療予約を入れずに担当歯科衛生士が歯科医師と治療計画や治療の進行をディスカッションする時間をとっています。

　治療だけではなく、患者さんと交わす何気ない日常会話が信頼関係を深めていきます。美容室でほとんど髪の話をしないように、歯に関係ない話が親しみを深め、その上に専門的知識、技術が信頼を固めていくのです。それはメンバー間でも同様で、仕事の話しかしない間柄では意思疎通もスムーズにいきません。日常からコミュニケーションがあるからこそ、仕事での連携が円滑に進みます。

　当院に見学に来られた方が驚くのは、診療中にすべての指示を出すようなキーマンがいないことです。指示待ちでぼーっとしているメンバーもいません。いま自分は何をすべきかを、常に皆が考えており、相談して自律的かつ助け合って動いています。それも仕事のやりがいに繋がっていると思います。

　また年2回のキッズイベントでは、メンバーが日頃の診療とはまた違った能力を発揮し、活躍してくれます。自分たちで企画から準備、本番をやり遂げ、子どもたちが喜んでくれればもう最高で、達成感があります。このイベントは子どもたちとの絆を深め、メンバー間の絆も深くしてくれます。

3．ランク制の給与体系

　当院の給与体系はランク制を採用しています。年2回、それぞれのランクでの達成基準表を元に、総主任を交えて面談を行い、個人の目標と成長課題、医院からの要望を話し合います。勉強する環境を作り、背中を押すことも大事な役割だと思っています。

４．パートになる権利

　ランクがＡクルーに上がると、無条件でパートになる権利が与えられます。女性は結婚、出産など、仕事を中断あるいはセーブしなければならなくなる時期があります。そういった場合、産休や育休制度のほかに、パートになれることで、仕事の継続をできるかぎり支援しています。当院では２度の産休を経て 10 年以上仕事を続けた歯科衛生士もいます。その他、学校行事や急な病気でも、有給休暇はとても取りやすくなっています。

５．外部のパーソナルモチベーターによる個別カウンセリング

　どんな職場でも仕事や人間関係、私生活との兼ね合いなど悩みが出てくるのは避けられません。そこで月２回、パーソナルモチベーターの関野真奈美さんを招き、個別カウンセリングと院内セミナーをお願いしています。話をしっかり聴きながら発想を前向きにしていくプロですから、とても助かっています。

●

　仕事以外でも、当院は頻繁にイベントがあります。お昼休みにみんなで何か作って食べる、スタッフの誕生日のお祝い、デイツアー、院内旅行、ランチミーティング、飲み会（笑）。そういったイベントを企画してくれるのが絆プロジェクトで、スタッフ同士の絆を深めてくれます。また、プライベートでも数人集まって遊んだり、退職したメンバーともよく女子会を開いているようです。

　最初に述べたように組織としての行動理念に、「しんくら歯科にかかわるすべての人がやりがいをもって成長し幸福になること」を掲げています。それには何が必要かを考えたとき、「コミュニケーション」と「絆」が一番大切だと考えています。それを追求していることが、当院の歯科衛生士が活き活きと元気な理由でもあると思います。

Message from 澤泉千加良

「信頼の貯金」ができる人間関係という環境づくりが、スタッフを成長させる！
院内の信頼関係を育てている！

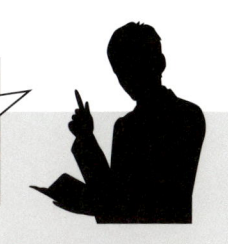

スタッフ満足歯科医院づくりで繁盛！　の成功ポイント

「言行一致」の繰り返しで、患者さん、スタッフとの「信頼の貯金」ができる環境づくりが、スタッフが働き続けたい環境づくりにおけるポイントです。

スタッフ満足歯科医院づくりの実践の分析

　Our Mission（当院の目指すもの）、Our Principle（当院の行動理念）、そしてそれらを実現するための４つの指針をつくり、患者さんやスタッフに表現して意識させていることが、スタッフの育成・定着の大きなポイントとなっています。

　"言っていること"と"やっていること"が一致している、「言行一致」という言葉があります。歯科医院（歯科医師やスタッフ）の「言行一致」を患者さんが繰り返し体験していくことで、患者さんと歯科医院との間に信頼が貯金されていき、大きく育まれていきます。なぜなら、患者さんは歯科医院が"言っていること"に期待し、"やっていること"で判断するからです。「期待に応えてくれた体験」を繰り返すと信頼が貯金できて大きく育つ反面、「期待に応えてくれない体験」を繰り返すと信頼を失うのです。

　患者さんに表現した Our Mission、Our Principle、４つの指針は、患者さんからすると、これらの表現内容が歯科医院が"言っていること"になり、期待されます。その患者さんの期待に応え続けようとする気持ちや行動が、スタッフを成長させています。そして、期待に応えることで患者さんとの間に信頼が育まれ、その信頼がスタッフの仕事へのモチベーションとなり、スタッフの定着に繋がっています。

　「人は、自分がされてよかったと思うことしかしない」と言われています。スタッフが「言行一致」で患者さんとの信頼の貯金ができるのは、リーダーである院長自身が「言行一致」で、スタッフとの「信頼の貯金」をできている結果といえるでしょう。

4章　スタッフが働き続けたい環境づくり④

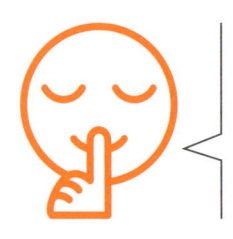

歯科医療もサービスも環境も、一流を目指す！

（内田昌徳）

医療法人 鶴翔会 内田歯科医院　基本データ

- 所在地：山口県山口市鋳銭司下中津5672-1
- 面積：約1,048㎡（約318坪）
- スタッフ：歯科医師2名、歯科衛生士12名
- 1日の平均患者数：約60名
- 診療科目：一般歯科、小児歯科、口腔外科、矯正歯科
- 診療時間：9:00～19:00（水曜・土曜は17:00まで）
- 休診日：日・祝
- 医院HP：http://www.uchidadental.com/index.html

　当院がある人口約2,600名の鋳銭司は山口市の南に位置する僻地で、住民の半分が60歳以上の典型的な過疎の街です。農業が主体で、他に大きな産業もないので流動人口も乏しい不毛の地です。しかし、当院には山口県下一円から来院し、高速道路で1時間程度が診療圏内となっています。

僻地でも最新の治療を提供したい

　鋳銭司に住んでいる方の多くは、外の街へ仕事に出かけます。私はせめて歯科医療は地元で受診してほしいという思いで開業しました。さらに、大都市部で受けられる最新の治療を提供したいと考え、それはいまも同じです。

　診療に「誠意」と「情熱」をもち、日々研鑽・努力することで、初めて患者さんの口腔の健康増進を担えると思います。また、当院を支える歯科技工士、ユニットをはじめ多くの医療機器をメンテナンスしてくれるメーカー

やディーラーの担当者にも、常に感謝の気持ちを忘れないようにしています。

医院の司令塔である私自身、「道は遠し」を心に、毎週東京や大阪、さらには海外の学会にも参加し、最新の歯科医療を学んでいます。当院の歯科衛生士には、入社と同時に歯科コーディネーターの資格を取得してもらいます。また、一般的なビジネスマナーや立ち振る舞いは ANA ラーニングで勉強してもらい、その他に外部講師を招いて院内で講習会を行うこともあります。

開業時の思い出

開業当時、歯科への一般的なイメージは、「痛い」「怖い」「薬臭い」と、マイナスばかりでした。私は、このマイナスイメージをも一新する歯科医院を作りたいと考えました。いまでこそ、歯科医院にデザイナーやカラーコーディネーターが加わることは多くなりましたが、17年前は斬新でした。

私の親は会社員で、その息子である私に、地元銀行の対応は冷たいものでした。結局、4回の本店稟議の末、医院を建築できました。「すべては患者さんにとって居心地のよい空間を提供するため」と考え、何度も銀行に通ったことを思い出します。現在も6～7年ごとに診療室や待合室をリニューアルし、居心地のよい空間の提供を心がけています。ユニットやX線などの器材も6～7年ごとに交換し、最新の医療を提供できるようにしています。

おもてなしの心と奉仕の心

当院は、歯科医療ではもちろん、サービス（おもてなしの心と奉仕の心）でも一流を目指しています。一般的には、治療が優先され、サービスは後回しになることが多いと思います。しかし、当院では、患者さんが口にするもの、目にするもの、手に触れるもの、耳にする音、スタッフや私の行動や発言などすべてにおいて「おもてなしの心」と「奉仕の心」を大切にしています。

また、待合室と診察室の温度も患者さんを第一に考え、調整しています。診療している私たちが暑いか寒いかではなく、「外からいらした患者さんが

どう感じるか」を判断基準にしています。診療室内で懸命に働いている私たちの体感温度と、暑い夏、寒い冬に来院される患者さんのそれとが違うのは当たり前です。おもてなしの心を大切にするのなら、当然のことだと考えています。

縦と横の繋がりによる歯科衛生士採用

　当院が歯科衛生士を求人する場合、採用条件を院内でオープンにし、近くのハローワークで募集します。しかし、最近はハローワークからの応募よりも、院内の歯科衛生士からの紹介で面接、採用することが多いです。また、新卒歯科衛生士の採用では、面接は私や歯科医師である家内が行いますが、必ずスタッフの意見も聞くようにしています。面接の申し込み時の電話応対から、待合室で待っている態度、実習生であればそのときの様子など、貴重な意見を聞くことができます。

　よく歯科衛生士不足だと聞きますが、当院のスタッフは受付を含めて全員歯科衛生士です。歯科衛生士の縦と横の繋がりで新規採用を行っているので、求人広告や人材紹介会社などに費用をかけずに採用ができています。

当院の採用の歴史

　開業当初は、私と副院長である家内、歯科衛生士1名、歯科助手2名の態勢でした。半年ほどで順調に患者数が伸び、さらに歯科衛生士を採用しましたが、忙しいからライセンスをもっていれば誰でもよいという感じでした。人数が増えると、ご多分に漏れずスタッフ間でグループを作り、仕事にも影響が出始めました。当時の私は若かったこともあり、歯科衛生士と冷戦状態で診療していました。当時は、夕方どんなに患者さんが多くても、時間になると「お疲れさま！」と言って帰る歯科衛生士を横目に、私と家内は夜遅くまで診療していました。

　そしてある日、仲よし3人組の歯科衛生士が突然辞表を提出しました。私

は唖然として、頭の中が真っ白になったことをいまでも思い出します。当院では、誕生日や結婚、退職時に花束を贈っていたのですが、このときは納得できず、花束を贈りませんでした。結局、そのうち1名の歯科衛生士が泣きながら辞意を撤回してくれ、3回の産休を経て現在も当院に残ってくれています。

　それから、残ってくれた歯科衛生士とともに診療を続けましたが、週休2日のため、どうしても歯科衛生士が不足する日がありました。また、受付の歯科助手も週休2日で、どうしても受付業務がなおざりになり、診療に支障が出てきました。そこで、歯科衛生士より採用が容易だった新卒歯科医師を採用し、診療に当たりました。このとき、チーフ歯科衛生士は、患者が増えるごとに業務や雑用が増えるため、不満を抱えていました。さらに、歯科助手はスケーリングなどの診療行為ができないため、歯科衛生士と歯科助手との負担の差が広がり、院内がぎくしゃくし始めました。

　ちょうどそのころ、ハローワークに求人を出し続けていました。常勤はなかなか採用できませんでしたが、パートで1日数時間ならという歯科衛生士を採用したころから、院内の空気が変わりました。その方は子どものお迎えで16時には終業し、保育園に行かなければなりませんでした。すると、スタッフが一丸となり、早く帰れるように全員で業務をこなすようになったのです。

　当院では、常勤でもパートでも、残業手当を1分単位で算出し、また子どもが風邪を引いて具合が悪いときは、すべて有給休暇にしました。また、出勤後に子どもが発熱したので迎えに来てほしいと保育園から連絡があったときも、何も業務をしていなくても、有給休暇と皆勤手当を支給しました。当時、なかなか有給休暇を与えたがらない歯科医院が多かったようで、それが地域の歯科衛生士たちの間で評判になったそうです。

　その後、少しずつ歯科衛生士が増えていきましたが、2013年に大きな壁に当たりました。多くが女性である歯科衛生士に、結婚、出産はつきものです。ところが昨年、歯科衛生士12名のうち5名が出産、産休というおめでたい

非常事態が発生しました。退職なら新規に採用すればよいのですが、全員が1年後には復職したいという意思を示したのです。幸い、前述のパートの歯科衛生士が、採用当時は子どもが保育園児でしたが、いまでは中学生、高校生へと成長しているので、夕方の勤務も快く引き受けてもらえました。

育休中は育休制度によって通常の半額が給付され、スタッフもゆっくりと子どもを育てられます。どうしても常勤スタッフが慶弔で有給休暇を取るときは、育休中の歯科衛生士が子どもを預け、2〜3時間手伝ってくれています。

歯科医師と歯科衛生士のみで診療

現在、当院では診療のプロフェッショナル集団として、歯科医師と歯科衛生士のみ採用しています。全国的にも珍しいこの診療スタイルは、各自の診療技量と内容、時間を考慮してアポイントメントを入れられ、体調不良や慶弔で休みが出ても負担がかかりにくくなりました。有給休暇もとくに制限なく取れるようになり、チーフ歯科衛生士が17日間連続で休暇を取ったときも、診療に影響はありませんでした。

この10年間、常勤からパートに変わった歯科衛生士はいますが、退職者はいません。子育てを優先するローテーションを組み始め、医院全体に居心地のよさと活気が出たように思います。

採用条件の一つに「喫煙NG」

歯科医院は健康を増進する立場にあるため、応募者が喫煙者なら、電話をいただいた時点でお断りします。私自身、喫煙する歯科医師や会合には近づきませんし、スタッフも徹底しています。採用条件のなかで、喫煙が発覚した場合は無条件解雇となっています。当然、当院の敷地内は禁煙で、診療中も折に触れてタバコの有害性を説明しているので、当院の患者さんは非喫煙者が多いようです。その他、健康全般に留意し、肥満に関してもスタッフがお互いに気をつけています。

歯科衛生士は院内顧客① 消毒・滅菌を徹底

　安心・安全・確実に診療を行うために、診療室の環境を整えています。また、歯科衛生士業務としては予防処置が最も重要で、そのためには消毒・滅菌の徹底が不可欠だと考えています。具体的には、当院の消毒室には、クラスBの滅菌器、EOGガス滅菌器、フラッシュ滅菌器、ハンドピースを滅菌するDACユニバーサル、そしてホルマリン殺菌器を備えています。フラッシュ滅菌器は修理が必要な場合に備えて予備もあり、診療に支障がないようにしています。インスツルメントはDACユニバーサルを使用し、ハンドピースの滅菌を行っています。エアータービン、等速コントラアングル、増速コントラアングル、エアースケーラーは各40本程度準備しているので、たとえ滅菌器が故障しても、メーカーのメインテナンス担当者が来院するまで、問題なく診療を継続できます。

　また、抜歯やインプラントといった観血処置時は、できるだけディスポーザブルのものを使用し、水平感染を防ぐようにしています。そして、PMTCのラバーカップなどの予防器具もすべてディスポーザブルにして、患者さんも術者も安全な環境にしています。院内顧客である歯科衛生士に安全な環境を提供することで、信頼を得られているのではないかと思います。さらに、歯科衛生士専用の個室「SUPER SMILE」を設け、完全にドリルフリーで予防処置を行っています。

　前述のとおり、2013年は産休・育休のスタッフが多く出たため、消毒室にジェットウォッシャーを導入し、より早く滅菌できる滅菌器に交換して、消毒・滅菌業務の効率化を図りました。

　現在、育休を終えたスタッフが少しずつ復帰し、より充実した診療業務を行える態勢になりました。子どもがいる歯科衛生士の診療を優先的に平日の日中へ移行し、夕方の診療を避けることで、早く帰宅できるアポイントメントに切り替え、かつ歯科衛生士数の充実を図っています。

歯科衛生士は院内顧客②　やりがい重視の教育

　入社した新卒歯科衛生士は、1日の流れを1週間ほど経験した後、先輩歯科衛生士のもとでPMTCを勉強します。当初は雑用や会計にはかかわらず、まず予防の仕事を覚え、歯科衛生士としての「やりがい」を感じてもらい、患者さんとのコミュニケーションを楽しめるようにします。最初は「こんにちは」の挨拶もたどたどしい新人歯科衛生士が、だんだんとPMTCに自信をつけてくると、笑顔で仕事ができるようになります。自分が担当した患者さんの口腔内が来院ごとに綺麗になっていくのを体感できると、やりがいを感じるとともに、歯科衛生士を一生の仕事にしようと思ってくれるのではないかと思います。院内の環境に慣れてきたら、受付業務や私のアシスタントに付いてもらいます。

感謝が人を集める

　当院は、常勤の勤務時間は1週間で約37時間です。シフトはローテーション制ですが完全週休2日で、希望した有給休暇をほぼ取得できます。妊娠・出産時には、ほぼ全員が有給休暇をすべて消化します。体調が悪いときには代わりのスタッフがいることも、安心できる環境に繋がっていると思います。

　当院は予約制で診療しているので、患者さんの時間を守ることは当然ですが、スタッフの勤務時間を守ることもまた当然のこととして、大事にしています。しかし、どうしても勤務時間内で業務が収まらない場合は残業手当を1分単位で支給し、給与明細書を渡すときには感謝の言葉を同封しています。

　勤務する歯科医師や歯科衛生士、歯科技工士、そして歯科材料を届けてくれるディーラーの担当者、最新情報の提供や機器の修理・メインテナンスをしてくれるメーカーの担当者など、医院にかかわるすべての方に感謝して診療していれば、自ずと人は集まってきます。きっと、読者の先生方の医院も、就職希望の歯科衛生士で溢れるようになります。

Message from 澤泉千加良

すべては「院内顧客満足レベルの目標」を高く設定していることがポイント！

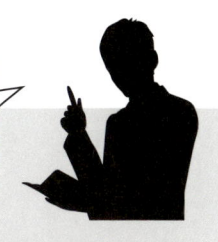

スタッフ満足歯科医院づくりで繁盛！　の成功ポイント

　スタッフを「院内顧客」と捉えて、「スタッフが働き続けたいと思うだけでなく、大切な人に紹介したいと思える歯科医院をつくる」など、「院内顧客満足レベルの目標」を高く設定し、そのレベルの歯科医院づくりを行うことが、スタッフの定着、採用だけでなく、患者さんの満足にも繋がっています。

スタッフ満足歯科医院づくりの実践の分析

　患者さんからの紹介による来院者が多い歯科医院では、「患者満足レベルの目標」を高く設定しています。ただ満足してもらうことでも、ケアや別の治療などで再来院してもらうことでもなく、「患者さんに再来院してもらい、かつ大切な人たちに自院を紹介してもらう」ことを目標に設定しています。自分が再来院するのと、大切な人に紹介するのとでは、患者さんが歯科医院（歯科医師やスタッフ、技術など）に寄せる満足度、信頼、安心感のレベルがまったく違います。それを実現できるレベルの歯科医院をつくることが、患者さんの満足、再来院、大切な人への紹介に繋がります。

　同様に、スタッフを「院内顧客」と捉えて、「スタッフが働き続けたいと思うだけでなく、大切な人に紹介したいと思える歯科医院」をつくるという目標設定を行うことが、それを実現できるレベルのスタッフ満足歯科医院づくりに繋がっています。そして、歯科衛生士や歯科衛生士学校からの紹介、復職による安定的な歯科衛生士採用も実現しているのです。

　スタッフ教育に積極的な歯科医院が増えたことで、セミナーや講習会、学会などに参加する歯科衛生士が増え、またフェイスブック、LINEなどのSNSの普及で、他院の歯科衛生士やスタッフ同士が交流する機会が増えました。このような環境が、歯科衛生士からの紹介による採用が実現されている要因の一つです。こうした環境では、歯科衛生士やスタッフの定着（他院への流出予防）のためにも、「院内顧客（スタッフ）の満足レベルの目標」を高く設定することが必要です。

4章 スタッフが働き続けたい環境づくり⑤

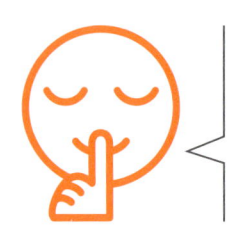

やりがい、チームワーク、そして家族の協力が大切！
（大熊俊宏）

医療法人 はぐくみ おおくま歯科／こぐま歯科　基本データ

- 所在地：岐阜県岐阜市柳津町宮東 3-24
- 面積：約 600㎡（約 180 坪）
- スタッフ：歯科医師 4 名、歯科衛生士 13 名、歯科助手（受付）4 名
- 1 日の平均患者数：約 150 名
- 診療科目：一般歯科、予防歯科、審美歯科、インプラント、小児歯科、矯正歯科、訪問歯科
- 診療時間：9：00 〜 19：00（土曜は 17：00 まで）
- 休診日：日・祝
- 医院 HP：http://www.ohkumashika.com/

　私は 1999 年 8 月、岐阜市中心部から車で 20 分、近隣に大きなショッピングモールがある岐阜市柳津町で開業しました。この地域は岐阜県のなかでも福祉事業が充実し、とくに子どもの医療費は 15 歳まで市町村が負担しており、また、新しい住宅が増えていました。そして、車で移動している人が多いため、駐車場も含めて 170 坪で開業しました。

　私は愛知学院大学歯学部を卒業後、補綴学第 2 講座に入局していたこともあり、開業時に技工室も作りました。現在も、自分でも技工を行うというのがこだわりの一つです。

　開業時、スタッフは妻を含む 3 名の歯科衛生士、歯科技工士 1 名、受付 1 名でスタートしました。近隣にはすでに歯科医院が多くありましたが、当時はまだ珍しかったデジタル X 線や、各チェアーに口腔内カメラとモニターを配置し、治療の前後に画像で説明することが口コミで広がりました。当初

はチェアー3台でしたが、あっという間に予約がいっぱいになりました。

　思い切った先行投資が功を奏し、ありがたいことに集患に困った経験がなかったので、マネジメント的な感覚を育まず、ただただたくさんの患者さんを診続け、昼も夜もなく、必死で走り回る日々でした。体を酷使していても、自分には達成感があり、満足でした。

　しかし、スタッフはそうではなく、ボロボロになって去って行く者が後を絶ちませんでした。それも仕方がないことだと考えていた私は、当時妻と2人、二人三脚で乗り切っていました。

　スタッフが不足して待ち時間が長くなっても、初診患者の人数は増加していました。そのため、それほどスタッフの離職率の高さに悩むこともありませんでした。昼休みの時間も往診に出かけ、夜10時近くまで診療し、深夜に技工をする。そんな生活を続けていました。自分が走り続ければ成功すると信じていましたが、気がつくとどんどんスタッフが入れ替わり、何年経っても自分の右腕となるスタッフは現れませんでした。いま考えると、本気でスタッフと向き合ったことがなかったように思います。

開業8年目の大きな転機

　開業時からのスタッフの定着率の悪さを解消する目的で、あるとき独自の雇用条件を設けました。そして、常勤歯科衛生士をはじめとするよい人材の安定雇用を目的として、午前中はパートスタッフが勤務し、午後から常勤スタッフが勤務するスタイルにしました。その結果、患者さんはもちろん、私からしても、午前と午後でまるで違う医院のようでした。他院の拘束時間より短い勤務で常勤雇用という好条件なので、若い歯科衛生士の採用は容易になりました。しかし、午前と午後でスタッフが総入れ替えするため、常勤スタッフとパートスタッフの間で対立が生まれ、チームワークが欠如していました。

　そんななか、1人のベテラン歯科衛生士が転職してきました。常勤雇用で

したが、従来の午後勤務ではなく、午前中もパートスタッフに混じって勤務しました。その彼女が、分裂していた午前と午後の診療を仲介していきました。前職で主任の経験もあった彼女はリーダーシップもとれ、コミュニケーションを大切にしながら、スタッフと経営者である私や妻を繋ぐ働きかけをしてくれました。それまでは、スタッフが医院のために自発的に動くことはなく、何より私自身がスタッフを信用していませんでした。それはスタッフも同様でした。このとき私は、「相手は自分を写す鏡」と教えられ、強い衝撃を受けました。

　そのようにして、少しずつ院内の雰囲気が変わり始めました。雇用条件を緩和することで人を集めるのではなく、スタッフがやりがいを見つけ、自発的に働き、スキルアップできるからこの医院で働きたいと思って就職する。そういった流れに変わっていったのです。

　院内の分裂を解消するため、常勤スタッフの午後出勤をやめ、朝から夜まで同じスタッフで診療するスタイルに戻しました。この変化に反発したスタッフは、退職していきました。一時期はスタッフ不足に苦労しましたが、確実によい方向へ進んでいると確信がもてました。好条件を用意しなくても、スタッフが自主的によりよい医院作りにかかわって働いてくれるようになったのです。スタッフと丁寧に接していくことを心がけるようになった私は、心に余裕をもてるようになり、スタッフ満足度も高まっていると感じられました。

　しばらくして、診療室の2階に増設していたメインテナンスルームを稼働させることもできました。遅くまで診療するのではなく、昼間に予防中心の診療をするように変え、診療時間も大幅に短縮しました。よい流れができ、若手が多かった医院に、ベテランの歯科衛生士も多く就職してくれるようになりました。保険中心の診療から、自費診療に大きくシフトし始めたのもこの時期でした。

個性を活かした教育システム

　おおくま歯科は2014年8月で15周年を迎えました。2011年前には分院のこぐま歯科を開院し、医療法人になりました。現在、歯科衛生士は13名で、2014年は新卒者が2名入社しました。スタッフはそれぞれ目標をもち、切磋琢磨しています。

　ある新卒の歯科衛生士は面接の際、「いろいろなことを学んだ後に、自分がやりたいことを見つけて追求したい」と言っていました。おおくま歯科では一般歯科・小児・矯正・口腔外科、こぐま歯科では小児と幅広く診療し、各分野の専門医の歯科医師が活躍しています。そのため、入社した歯科衛生士は最初の2年ほどでほぼすべての分野を学べます。

　また、幅広い年齢の歯科衛生士がいますので、先輩から教わることも多くあります。歯科衛生士を主体とした予防中心の医院経営を考えると、確かな知識と経験が必要ですので、個々でセミナーに参加したり、院内にフリーランスの歯科衛生士を講師として招き、全員に指導いただくなど、教育に関しては積極的にバックアップしています。

　歯周病やインプラント、小児から行う予防矯正や食育など、歯科衛生士それぞれが興味のある分野について学び、専門知識や技術を身につけ、自分の輝く道を見つけています。それらを生かし、患者教室をはじめとする啓蒙活動も行っています。話すことが苦手だと感じていたスタッフも、知識と経験が確かな自信となり、大きく成長しています。

女性のライフステージに合わせた環境づくり

　よい人材を集め、責任とやりがいを感じて働いていても、結婚や出産によって退職してしまう歯科衛生士が多くいます。医院としては、3〜4年の臨床経験や教育の結果、これからというときに大切な戦力を失うことになります。しかし、こればかりは仕方のないことです。当法人では現在、遠方へ嫁がな

いかぎりは結婚後も勤務を続けてくれますが、一般的にも出産・育児で退職される方は多いと思います。おおくま歯科では、開業間もないころから託児所を運営していました。もともとはわが子を保育士に預け、妻も仕事をしていたことが始まりです。

　現在、託児所をこぐま歯科のなかに移転し、女性歯科医師や歯科衛生士のお子さんを7名預かっています。保育士は常勤で3名勤務しており、すべての時間で受け入れ可能です。子どもがいても仕事を続けたいと願う歯科衛生士が、当法人に転職してくることも多くあります。託児所があることで、産後に復帰してくれるスタッフも多くなりました。

　しかし、女性は子どもの成長とともに次のハードルがやってきます。それは教育です。幼稚園の送迎、行事、習いごと、小学校の参観日、塾……。子どものあらゆる年齢に合わせて、親としてしなければならないこと、してあげたいことが発生します。また、子どもたちは不意に熱を出したり、病気に罹ります。

　そんなとき、仕事を理由に子育てを妥協したり、逆に仕事の継続を諦めなくてもよいように、周りのスタッフで支え合っています。そうしていくためにも、あらゆる年齢のスタッフが必要なのです。つまり、ベテランスタッフが精神的な安定をもたらし、若手スタッフがママさんスタッフの時間的制約をサポートするのです。

　親の介護問題まで含めると、女性にとって仕事と隣り合わせに抱える問題は尽きません。それを理解し、環境を整えていくのが院長の役割であり、よいスタッフを雇用していくためにもとても大切なことだと考えています。

　雇用側が環境だけ整備しても、女性の社会進出には限界があります。子どもを受け入れる託児所があっても、パートナーが仕事をすることに理解がなければ、たちまち逆風が吹きます。ですから私は、歯科衛生士は患者さんや当法人が必要とする"人財"であると、彼女たちの家族に伝えています。

　当法人のスタッフが40名を超えたいまこそ、スタッフ一人ひとりと真剣

に向き合い、将来に向けて努力を続けなければならないと思っています。

採用では、医院のよいところも今後の課題も知ってもらう

　前述のように、開業時からスタッフの雇用にはずいぶん苦労してきました。ここ3年くらいは毎年新卒の歯科衛生士を1～2名採用し、安定した採用活動ができています。

　岐阜県内には歯科衛生士学校が3校、隣の愛知県も合わせると6校ほどありますが、自宅から通勤可能な学生の総数は年々減少傾向にあります。そこで、当法人では関東・関西からも求人し、遠方からの就職者に対して、住宅手当を支給するなどの工夫をしています。

　どの学生も、たくさんの医院のなかから就職先を選べる状況にあり、各医院間で競争しているのが現状です。当法人は条件面で他院と競うのではなく、"辞めない採用"を目指しています。具体的には、「見学説明会」や「体験説明会」などを夏休みに開催し、実際の現場を半日かけて体験してもらい、先輩たちの体験談など、生の声を聞いてもらいます。医院のよいところも今後の課題も、すべて知ってもらうのです。そうすることで、採用後も安定した雇用の継続が可能となると思っています。

　近年では、就職先をご両親や学校の先生と相談して決める学生も増えています。そのため、医院の方針や理念を明記した資料を持ち帰ってもらえる工夫をしたり、また実際に入社してからもわが子が活躍する姿を観てもらえるように撮影した動画をDVDにして渡したりすることで、スタッフの家族にも協力してもらえるようにしています。これは新卒者に限った取り組みではありません。先にも述べたように、女性が働くには家族の理解が不可欠ですから、たとえば復帰したママさん歯科衛生士であれば、その対象が親ではなく夫や子どもとなるわけです。

　歯科衛生士は看護師に比べ、一般的な認知度がまだまだ低いのが現状です。今後は啓蒙活動と合わせて、中学生や高校生の進路選考の場にもアピールす

る範囲を広げていきたいと考えています。

歯科衛生士を支えるチームワーク

　おおくま歯科が開業15年を超え、当法人はさらなる飛躍を目指しています。具体的には、「地域の医療水準を上げる」という目標を掲げ、患者さんの健康の維持・増進をサポートするのがわれわれの使命だと考えています。つまり、チーム医療の実践であり、その中心に立って直接患者さんの口腔管理や体調管理を担っていくのが歯科衛生士です。

　歯科医院の発展は、歯科衛生士の活躍とともにあると感じています。しかし、それだけではよい成果はあげられません。よいチームが必要なのです。当法人では、歯科医師や患者さんの治療をマネジメント、サポートしてくれる歯科助手の存在が、チーム医療を成立させています。当法人は歯科衛生士の採用が安定してきたと同時に、歯科助手（アシスタント、フロント）の採用・教育に力を注いできました。

　歯科医師、歯科衛生士、歯科助手らが、それぞれプロフェッショナルとして別々の視点で個々の患者さんの健康維持・増進をお手伝いする。それがチーム医療だと考えています。

　　　　　　　　　　　●

　私は15年の経験から、医院の発展はスタッフの協力なくしては考えられないこと、ただよい雇用条件を満たせばスタッフの雇用が安定するものではないことを学びました。スタッフ一人ひとりが患者さんの健康を担っているという使命感をもち、やりがいをもって輝くことで、自然とよい人間関係がスタッフ間だけではなく、患者さんとも築けていけるのです。私を含めたすべてのスタッフが、心も体も健康であることこそが、医院を高めていく秘訣であると確信しています。

Message from 澤泉千加良

> 採用と環境づくりの連動！
> 「やりがい」に焦点を当てた歯科医院に、
> それを求める歯科衛生士が集まる！

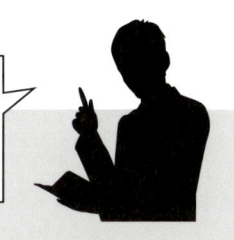

スタッフ満足歯科医院づくりで繁盛！ の成功ポイント

「どこに焦点を当てて採用するか」が、スタッフが働き続けたい環境づくりに大きくかかわってきます。「採用」と「環境づくり」は、同じところに焦点を当てて連動させることがポイントです。

スタッフ満足歯科医院づくりの実践の分析

大熊院長は、「どこに焦点を当てて採用するか」が、スタッフの採用はもちろん、働き続けたい環境づくりにも大きくかかわってくることを教えてくれています。

「雇用の好条件」を求めて入社した人はより好条件を求め、その人が満足して働き続けるためにはその提供の継続が必要になります。一方、「仕事へのやりがい」を求めて入社した人はよりやりがいを求め、その人が満足して働き続けるためにはその提供の継続が必要といわれています。

仕事へのやりがいは個々人によって違います。「歯科衛生士という専門職（プロ）として幅広く診療にかかわり、技術を高めることにやりがいを感じる人」「歯科衛生士という専門職として患者さんへのセミナーなど、予防の啓蒙活動にやりがいを感じる人」「リーダーとして後輩の育成にやりがいを感じる人」などさまざまです。

そして、仕事の内容や求めるレベルは変化するため、仕事へのやりがいを求めているスタッフには、それを見つけられる環境づくりが大切です。大熊院長は、「仕事へのやりがい」に焦点を当て、スタッフがやりがいを見つけ、それをもって働ける、働き続けられるための診療体制、教育・勤務システム、スタッフ同士や家族の協力意識づくりを行ってきました。そのなかで「やりがい」に焦点を当てた採用ができ、「仕事へのやりがい」を求めるスタッフが集まる好循環に繋がっています。

とくに女性はライフステージの変化が、やりがいをもって働き続けることの阻害要因にもなり得ます。いまだけではなく、女性のライフステージに目を向け、やりがいをもって働き続けられる環境づくりにより、「結婚しても働きたい」「出産しても働きたい」という、より強くやりがいを求めるスタッフの採用に繋がります。

4章　スタッフが働き続けたい環境づくり⑥

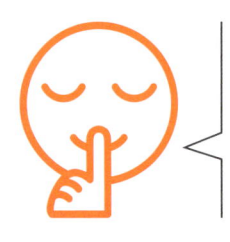

人間性を高めてチームワークを発揮し、ポイント制度で評価！

（石井久恵）

2丁目石井歯科医院　基本データ

- 所在地：栃木県足利市葉鹿町 2-23-3
- 面積：約 165㎡（約 50 坪）
- スタッフ：歯科医師2名、歯科衛生士5名、歯科助手（受付）2名、保育士1名
- 1日の平均患者数：約 55 名
- 診療科目：一般歯科、小児歯科、矯正歯科、予防歯科、インプラント、審美、美容歯科
- 診療時間：9：30 ～ 18：00（土曜は 13：00 まで）
- 休診日：木・日・祝
- 医院 HP：http://www.2-ishii.com/

　当院は 1990 年 10 月、人口約 15 万人の栃木県足利市葉鹿町にて開業し、今年ではや 25 年となります。葉鹿町は東京から東武伊勢崎線の特急で約 1 時間の足利市駅から 7 kmほど離れた、交通手段を車に頼る地方の小さな町です。患者さんの 90％以上は近隣の市町村からの来院です。

　あるとき、私は難治性の顎関節症患者さんへの対応に苦慮し、カウンセリングや心理療法を学び、やがて米国のアライアント国際大学／カリフォルニア臨床心理大学院に入学しました。大学院卒業後は臨床心理士の資格を取得し、現在は歯科医師と併行して心療内科で非常勤臨床心理士としても働いています。

　大学院の卒論のテーマは、「歯科心身医学の問題点と今後の展望――全人的医療における心理学的知識の必要性」でした。心身医学とは、心理・社会的背景も含めて、患者さんを 1 人の人間として診る医療を指します。歯科は

基本的に身体医学に属しますが、歯科疾患の成り立ちや予防を考えると、そこには患者さんの仕事や家族関係、ストレス、全身疾患など、さまざまな要素が関係しています。難治性の顎関節症患者さんとの出会いが私を心身医学へと導いてくれ、やがてそれを一般の患者さんにも適応することにしました。

そして現在、当院の理念は、「患者さんの『歯』も『心』も『身体』も元気にする医院」です。これは、心身医学的な治療を行うという診療方針を表しています。

歯科医院はチーム力！

2004年に臨床心理大学院を卒業した私は、当院に心身医学的な医療を導入しようと決めました。心身医学の基盤となるのは、患者さんとの信頼関係です。人は信頼した相手にしか、自分の仕事や家族関係など、プライベートなことを語りません。さらに、患者さんは歯科医師とスタッフとの信頼関係が築かれていなければ、安心して個人的な問題を話せないことにも気づきました。歯科医院のスタッフ全員がチームとなって、初めて心身医学的医療を実践できるのです。

チームビルディングに悩んでいたとき、偶然、ヨリタ歯科クリニック（大阪府）の寄田幸司先生による「ワクワク楽しい歯科医院作り」のセミナーに出合いました。そこには私の目指す理想の歯科医院がありました。スタッフが患者さんのために本気で心を配る歯科医院。ここで働いて人生が変わったとスタッフが感じる歯科医院。「理想のモデルとしてヨリタ歯科クリニックを目指そう」。私はそう心に決めました。

とはいえ、チームビルディングは困難を極めました。取り組みを増やすたびに退職するスタッフが増え、結局、歯科衛生士2名を残してすべてのスタッフが辞めてしまいました。しばらくは日常業務を行うのがやっとでしたが、それでも志を同じくするスタッフと仕事をしたいという思いを諦めず、現在のスタッフを1人ずつ集めていきました。そのなかには、他の仕事を辞

めて当院で働いてもらうように説得した方もいます。

歯科衛生士に求めていること

当院の歯科衛生士には、カリオロジーの勉強を徹底的に行います。患者さんの生活習慣や環境と歯科疾患との関連性を学び、その後は歯周治療へと進みます。予防に関しては、横浜歯科臨床座談会の故 丸森賢二先生、鈴木祐司先生、鈴木和子先生、そしてクリニカルカリオロジーの熊谷 崇先生など、多くの先生から学びました。当院に唾液検査を取り入れて、今年で17年になります。

また、歯周病については院長が海外研修で学んだスウェーデン型予防歯科を取り入れています。AFDの岡本 浩先生、竹内泰子先生、イエテボリ大学のJan Lindhe先生のセミナーから学んだことを中心に診療しています。

私は、予防業務ができれば、患者さんの歯を守れる歯科衛生士になれると思います。そしてついに2014年から、当院では歯科衛生士業務も自費化しました。

歯科衛生士が参加するセミナーの費用は、医院が半額負担しています。身につけた知識や技術は、歯科衛生士としてかけがえのない財産になっていることでしょう。

歯科衛生士を一生の仕事に。結婚しても仕事を続ける

歯科衛生士は結婚、出産で仕事を離れてしまうと、その多くは復帰しません。数年のブランクが空くと、仕事に復帰することを難しいと感じてしまうからでしょう。でも本当は、結婚、出産、子育てなどの人生経験が、患者さんとの信頼関係を築いていくうえで大切な「人間性」を育んでくれます。人生経験が豊富だからこそ、患者さんの心理・社会的背景を受け入れてかかわることができるようになるのだと思います。

とくに子育て中のお母さんたちに、正論でむし歯予防の話をしてもなかな

か聞き入れてもらえません。それは、自分の子育てを否定されているような気持ちになってしまうからです。

　でも、子育て経験のある歯科衛生士が子育ての悩みを共感しながらむし歯予防の話をすると、お母さんたちは「わかってもらえた」と感じ、こちらの話にも耳を傾けてくれます。

　お母さんたちの行動を変えてもらうには、その心に寄り添うことが何よりも重要です。子育て経験のある歯科衛生士は、自分の子どもの歯を守るのと同じ気持ちで患者さんの子どもにかかわっているから、結果が出ているのだと思います。

　当院では結婚、出産後も子育てをしながら仕事を続けている歯科衛生士が4名います。新卒で就職、結婚、2名の子どもの母となった在籍24年の歯科衛生士を筆頭に、みんな長いお付き合いです。自然とお互いに助け合ってシフトを組むようになっています。おかげで、子どもの行事、病気などで欠勤するときも、医院の仕事に支障を来さないような仕組みができ上がっています。

歯科衛生士は、見つけるより育てる！

　当院では歯科衛生士を探すより、育てることに力を注いでいます。たとえば、高校生をアルバイトとして雇用し、間近で歯科衛生士の仕事ぶりを目にする機会をもつことで、将来の職業として歯科衛生士を目指す気持ちになってもらいたいと考えています。

　現在3名が歯科衛生士学校の学生であり、高校3年生のアルバイト1名も歯科衛生士を目指すことになっています。歯科衛生士の仕事はどのようなものかを理解してから学べますし、アルバイトをすることで職場の雰囲気もわかっているので安心して就職できると思います。学費を払うのが難しい場合は、医院で奨学金を出しています。

歯科医院から子育て応援を発信

　歯科衛生士、保育士、歯科医師の私と、当院には子育て経験のあるスタッフが6名います。私たちは、むし歯を予防する生活習慣を身につけることを通して子育てを応援できるのではないかと考えました。

　そこで、6年前から「はははの（歯＆母）の窓」と名づけたむし歯予防セミナーを定期的に開催しています。はははの窓は、むし歯のメカニズム、正しいブラッシング、食事の大切さ（栄養療法）、ママと子どもの心理学の4テーマ連続セミナーになっており、年3回のペースで開催しています。

　受講者のお母さんからの要望で、今年からセミナー受講者を対象としたママサークル「はははの輪」が発足し、2ヵ月に1回勉強会を開いています。保育士によるベビーマッサージや、歯科衛生士による歯周病の話、リップマッサージやリンパマッサージなど、美容に関するテーマも取り入れています。以前は私が担当して心理学の話やワークをしました。12月にはクリスマス会を予定しています。

　歯科医院が子育て中のお母さんたちの心の拠りどころとなれるように、これからも勉強会を開催していきたいと思います。

患者満足度の高い歯科医院作り

　歯科医院は、歯科医師と歯科衛生士だけで成り立っているわけではありません。当院には受付やTC（トリートメントコーディネーター）、保育士もいます。

　患者さんに、「またこの医院に来たい！」と思っていただくためには、スタッフ全員がチームになる必要があります。そのために、全員が1つの目標に向かう取り組みもしています。

　当院では覆面調査員によって患者さんの満足度を調査し、採点してもらえる「歯科甲子園」に参加しています。1年目の一昨年は全国86の参加医院

中15位でした。1年目に得点できなかった項目を全員で見直し、2012年は300点満点中297点で2位になり、2013年の第3回大会では、見事グランプリ部門金賞を受賞いたしました。

　客観的な目線で自分たちの取り組みを評価してもらえる機会はほとんどありません。患者さんに気持ちよく来院していただくために、これからも歯科甲子園に参加し、スタッフ全員で医院の成長に取り組んでいきたいと思います。

　読者のみなさんの医院でも、順位にこだわらず、自分たちの成長のために歯科甲子園に参加することをお勧めします。日本中の歯科医院が患者さんに愛される、行きたい場所となることを目指せる仲間になれたら、すてきだと思います。

ポイント制度でやりがいを！

　当院ではスタッフの「ポイント制度」を導入しています。これはスタッフの取り組みを評価する制度で、研修報告書、企画提案書、実践報告書から成り立っています。どのような勉強をしたか、どのような取り組みを考えたか、何を実践したかを報告してもらいます。半年に1回集計し、年2回の賞与の他に、「ポイント賞与」が授与され、この賞与は常勤、非常勤ともに支給されます。そして忘年会では、チーム、個人のポイントによる最優秀賞がそれぞれ表彰され、記念品が贈呈されます。

　どんなに小さな取り組みも、報告書として提出すればポイントがつきます。このようにして、院長や私が気づかないところで行っているスタッフの取り組みを見守っています。

読書感想文で人格を磨く！

　チームワークを発揮するために大切なのは、一人ひとりの人間性だと思います。そこで、私たちは毎月、全員で同じ本を読んで読書感想文を書くこと

にしています。

いままでいろいろな本を読みました。ミリオンセラーになった『もしも高校野球のマネージャーがドラッカーのマネジメントを読んだら』（ダイヤモンド社）もその1冊です。この本を読んで全員で話し合い、「2丁目石井歯科医院の顧客とは、自己成長することを楽しめる人」と決めました。2011年、2012年は2年連続でスティーブン・コヴィーの『7つの習慣』（キングベアー出版）を毎月1章ずつ読みました。

感想文には、私がコメントを付けて返しています。自分の内面について見つめるような内容が多いので、私とスタッフとの交換日記のようにもなっています。

運動会、球技大会、ハイキング、遠足でチームワークを強化！

当院は子育て中のスタッフが多いので、全員で医院旅行に行くのが難しい状況です。

でも！ 豪華な旅行に行かなくても、お金をかけなくても、自分たちで楽しむ方法をいろいろ考えてきました。それは、運動会、球技大会、ハイキング、バス遠足、バーベキューなどです。普段お世話になっているラボの歯科技工士や業者の方、そして患者さんが参加することもあり、毎回大いに盛り上がります。このような手作りの行事の数々が、チームワークを強めてきたように思います。

問題には全員で取り組む

歯科医院経営にはさまざまな問題が起きます。スタッフの退職や採用、医院のシステム、新しい治療法、器材の導入など……。当院では、こうした問題が起きたときには、全員で解決策を話し合うことにしています。全員が医院のためを思って導き出した結果であれば、納得して先に進むことができるからです。

Message from 澤泉千加良

「女性の特性、よさ、強み」をスタッフが活かして活躍できる環境づくり！

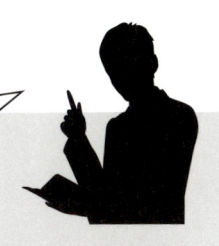

スタッフ満足歯科医院づくりで繁盛！　の成功ポイント

「女性の特性、よさ、強み」を活かせる環境づくりが、スタッフの活躍や定着、成長に繋がります。

スタッフ満足歯科医院づくりの実践の分析

「育む、育てることを大切にできる」「一緒に、共有、共感、分かち合うことが好き」「コミュニケーション力が高い」「細部・衛生面への配慮ができる」などの、女性の特性、よさ、強みを、スタッフが活かして活躍できる環境づくりや育成システム、患者さんとの信頼づくりがとても印象的です。石井先生自身はそれらを活かし、人の心や技術、人と人との信頼、チーム、歯科医院などを「育てることが大切」という想いを形（言葉・行動・モノゴト）にし、歯科医院にかかわるすべての人たちに表現していることが、スタッフの心や技術を育てることに繋がっているようです。人や歯科医院の内面にある「想い」は見えないので、形（言葉・行動・モノゴト）にして表現することで初めて伝わります。人間は、見える、聴こえる、感じる形（言葉・行動・モノゴト）から、相手の内面を想像するからです。

「結婚・出産後も働きやすいシステム整備、行動評価ポイント制度などで歯科衛生士の心と技術を育てる」「同じ本を読書＆感想文、イベントの企画・実施でチームを育てる」「セミナーやサークル運営で地域のお母さんとの信頼関係を育てる」などの取り組み（行動）を通じ、育てることが大切という想いがスタッフに伝わっていることが、スタッフが活躍できる環境づくりのポイントとなっています。

そして、さまざまな立場、年齢の女性スタッフがいることは、その分だけ多くの女性患者さんとコミュニケーションがとれます。また、さまざまな年齢、立場の女性スタッフの声を聴いたり、仕事を任せることが、「治療・サービス」「院内設備」「院内感染防止対策」「言葉づかいなどの対応」「医院新聞・ブログなどの情報提供」「イベント内容」など、女性の患者さんの安心やニーズに応えることになります。つまり、女性の患者さんが安心して来院できる歯科医院づくりに直結するのです。

4章　スタッフが働き続けたい環境づくり⑦

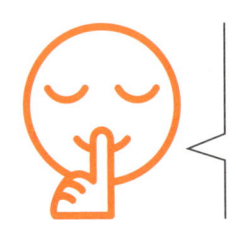

"5つの取り組み"で継続的に勤務できる環境を実現！

（岡本佳明）

医療法人 湧泉会 ひまわり歯科　基本データ

- 所在地：広島県安芸郡海田町昭和中町 2-38
- 面積：424.18㎡
- スタッフ：歯科医師 14 名、歯科衛生士 23 名、歯科助手 5 名、受付 6 名、総務 1 名、保育士 11 名、管理栄養士 2 名、コーディネーター 1 名、器具清掃 1 名、コンサルタント 1 名、社会保険労務士 1 名、IT コンサルタント 1 名
- 1 日の平均患者数：約 130 名
- 診療科目：一般歯科、口腔外科、小児歯科、矯正歯科、インプラント、予防歯科、訪問歯科、障害者歯科
- 診療時間：9：00 〜 18：30（土曜は 17：00 まで）
- 休診日：日・祝
- 医院 HP：http://www.himawari-sika.com/

　当院は、広島市に隣接する安芸郡海田町（人口約 3 万人）にあります。医院名は海田町の町花である「ひまわり」に由来しています。ひまわりの花言葉には「あなたはすばらしい」、「私の目はあなただけを見つめる」といった「あなた」という言葉が含まれているものが多く、「個々の患者さんと向き合っていきたい」という思いを込め、1999 年に開業しました。

　2015 年 1 月現在、当院には 23 名の歯科衛生士が勤務しています。院長である私は、患者さんにより質の高い医療サービスを提供するためには、提供する側のスタッフが仕事にやりがいと誇りをもち、「この医院に勤めてよかった」と感じていることが土台になると考えています。

　現在 67 名のスタッフとともに、ひまわりの名前にふさわしい明るく活気ある雰囲気に包まれていると感じています。しかし、ここに至るまでには、実に多くの壁がありました。本項では、その道のりの一部をご紹介します。

スタッフ定着の難しさ

　慢性的な歯科衛生士不足が全国的に問題となっていますが、当院もその例に漏れず、開業当初は歯科衛生士の雇用にとても苦労しました。ハローワークや歯科衛生士学校への求人はもちろん、「歯科衛生士いない？」と多くの関係者に紹介をお願いしたりと、できることは何でもしました。そんななか、縁あって当院に勤務してくれる歯科衛生士が見つかったときは、本当に嬉しかったものです。

　苦労の末に当院に入ってくれた歯科衛生士も、基本的な知識や技術が身につき、やっとメインテナンス患者さんを任せられるころ、結婚や妊娠適齢期と重なります。実際、当院では何名ものスタッフが結婚退職をしていきました。結婚・出産は、人生のなかでも大きなライフイベントの一つです。スタッフの幸せは私も嬉しいのですが、成長した歯科衛生士が退職となると、医院としてはまた振り出しに戻ってしまいます。再びさまざまな方法で求人し、縁あって雇用となっても、新人教育から始めなければなりません。そして成長したころに結婚退職……。この繰り返しでは、患者さんに一定レベル以上の医療サービスを常に提供し続けることは難しいといわざるを得ません。

　結婚退職したスタッフも、頑張って身につけたスキルを発揮できなくなるのは非常にもったいないことです。出産後のスタッフも、復職できるならどんな歯科医院でもよいというわけではないでしょう。歯科医院ごとにこだわりやスタイルがあり、身につけた知識や技術を発揮できないこともあると思います。また、新しい医院での再出発は人間関係も一からの構築となり、大きなストレスとなる可能性もあります。そういったことを考慮すると、できれば慣れ親しんだ元の歯科医院に、いまの自分の家庭環境に合わせた雇用条件で復職できることが望ましいといえるでしょう。

　とはいっても、現実には歯科医院の求人とのタイミングが合わなければ復職はできません。また、子どもを託児施設に預けるにしても、1〜3歳まで

```
①復職に向けた取り組み              ④専門分野で働く環境作りへの取り組み
・産休制度                          ・一般歯科
・スタッフ用院内託児所              ・障がい者歯科
・社会保険労務士                    ・訪問歯科
・コンサルタントによる定期的な個別カウンセリング  ・インプラント
②新人研修                          ・矯正歯科
・合宿型研修会の実施                ⑤風土作り
・マニュアルの充実                  ・情報の共有
・ISO9001の活用                    ・朝礼の工夫
③研修制度の充実                    ・レクリエーションの充実
・院内勉強会「GUTS」
・ケースプレゼンテーション
・フリーランス歯科衛生士による個人レッスン
・各種研修会への参加
```

図❶　当院における5つの取り組み

は保育料が高く、とくにパート勤務のスタッフには経済的に厳しい面があります。そういった背景もあり、結果として復職時期は子どもが成長してからというケースが多いように思います。ですから、当院では1日でも早い復職のために、末永く勤務できる環境整備をスタッフとともに取り組んできました（図❶）。

復職に向けた取り組み

1．産休制度の導入

　産休制度を導入し、ライフスタイルに合った雇用態勢の実現に努めています。社会保険労務士のアドバイスを受けながら、社会保障と歯科医院の支援という2本柱で、産休中も一定の収入が得られるようにバックアップをしています。

2．復職への工夫

　産休明けのスタッフに話を聞くと、復職にあたって一番不安だったのは、産休で離れている間に、スタッフの入れ替わりや新しい取り組みといった、院内の状況がわからないということでした。

そんな不安を少しでも解消するために、電子回覧クラウドシステム（グループウェアというソフトウェア）を利用しています。電子回覧板には、医院からの発信文書、各種ミーティングの議事録、スタッフ名簿などが常に最新の状態で発信され、IDとパスワードを入力すればインターネット経由で自宅からでも閲覧できます。

　また、毎日の朝礼はその模様を動画撮影し、この電子回覧板で当日に発信しています。これにより、産休中でも院内情報をリアルタイムで得られるようになりました。

3．スタッフ用院内託児所の設置

　子どもが小さいと保育料が高く、復職時期が遅くなる要因となっていると前述しました。その対策として、当院では保育士による院内託児制度を設けました。

　院内託児所「CoCo ココランド」では、現在 7 名の子どもが利用しています。なかには、朝から夕方まで比較的長時間、院内託児を利用しているスタッフもいます。その間、子どもたちもただ遊ぶだけではなく、保育園や幼稚園に近い試みを、保育士たちが行っています。

　たとえば、天気のよい日は近所の公園まで散歩したり、夏場は医院屋上にビニールプールを用意し、水遊びをしています。また、最近では子どもたちが野菜を栽培、収穫して、おやつの時間に食べるという「食育」の一環にも取り組んでいます。さらに、不慮の事故に備え、保育士全員が「救急蘇生」のライセンスを取得しています。

4．社会保険労務士の活用

　復職にあたり、給与や勤務日数、時間などの相談を直接院長と行うのは遠慮もあり、抵抗感をもつスタッフは少なくありません。また、労働基準法の正しい知識をもち合わせていない者同士の話し合いは、得てして感情論になる恐れもあります。

　そこで、当院では勤務条件の話し合いは、専門家である社会保険労務士に

お願いしています。そうすることで、復職にあたっての勤務条件を見出すことができます。

5．コンサルタントによる定期的なカウンセリング

当院では、定期的に歯科専門のコンサルタントによるスタッフのカウンセリングを行っています。多くの歯科医院を熟知したコンサルタントからは、自院だけの偏った目線に留まらないアドバイスを受けられます。

合宿型研修会の実施

数年前まで、とくに決まった新人教育のカリキュラムはなく、先輩スタッフが協力して指導していました。しかし、スタッフが一定人数以上になると、指導にムラが生まれます。つまり、「私以外の誰かが教えるだろう」という他人任せの風潮になりがちです。右も左もわからないなか、決められた教育カリキュラムもなく、先輩のフォローもない状態ではいつまで経っても成長できず、自分はこの医院に居場所がない、または必要ない存在と感じて、退職に至っていたのです。

そこで取り入れたのが「新人研修会」です。これは１泊２日の合宿形式で、毎年４月の第１週に開催しています。

研修会といっても、マナー教室のような講義スタイルではなく、膝と膝を交えてお互いを知り合うことを第一の目的としています。当院が大切にしていることやこれまでの歴史、医院の土台となるルールの確認、そして新人自身もなぜこの職業を選んだのか、どんな歯科医療従事者になりたいかなどの価値観を話してもらう場にしています。

この研修会は 2015 年で８年目になります。毎回工夫を重ね、当初よりも充実していると思います。

仕事を始める最初のタイミングで、このようなお互いの考えや価値観を共有する場をもつことにより、新人の離職率はずいぶん低くなったと感じています。

マニュアルの充実

同じことでも、人によってその指導法は違ってきます。指導する先輩によって、その表現に違いがあると、新人スタッフは誰の言うことを信じてよいのか、わからなくなります。

そこで、新人研修ではマニュアルを作成し、それを基準にしています。新人1名に担当の先輩スタッフがつき、そのマニュアルを共通言語に、新人研修プログラムを6ヵ月のコースとして実践しています。また、新人の心のケアとして、担当の先輩と交換日記を行っています。

ISO9001の取得

国際標準化機構（International Organization for Standardizaition）、通称ISOのうち、当院では2008年にISO9001の認証を取得しました（ネクストデンタルグループ所属）。先述のマニュアル類も、このISOの基準で作成し、国際基準に則った新人教育を実施しています。

風土作り①　朝礼の工夫

歯科医院の数だけ「風土」があります。捉え方はさまざまですが、当院の風土とは「約束事を守る」で、どんな状態でもこれだけは全員で守り、大切にしていこうというものです。この風土を育むために、当院では毎日の朝礼を活用しています。短時間ではありますが、目的とすることを繰り返し行って習慣化し、浸透させています。

たとえば、当院では「笑顔」、「お辞儀」、「大きな声を出す」の3つの動作を習慣化できるように、朝礼に取り入れています。具体的には、スタッフがペアで笑顔のチェックを行い、一列に並んで美しいお辞儀ができるように練習しています。また、テーマを決め、自分の考えを大きな声で発する機会も設けています。シンプルな取り組みですが、これらを毎日行うと、笑顔でい

ること、美しいお辞儀をすること、大きな声を出せるようになります。

　不思議なもので、たとえば声が小さな内気なスタッフでも、この取り組みで自然と大きな声が出るようになります。先輩スタッフが行うと、後輩たちもそれに続き、結果として医院の風土が保たれていると実感しています。実際、当院を見学された方からも、「スタッフみなさんがとても元気がよく、礼儀正しい」という声をいただいています。

風土作り②　レクリエーションの充実

　仕事も遊びも、とことんこだわってすることが大切だと考えています。当院には「宴会部」があり、スタッフ何名かがチームとなって、忘年会や歓送迎会、スタッフの結婚披露宴での余興などで、プロ顔負け（？）のパフォーマンスをしています。

　たとえば、スタッフの結婚披露宴で余興をするとなると、そのプロジェクトチームが立ち上がります。昨年あった結婚披露宴では、有名な曲をそのスタッフに向けたオリジナルの歌詞に替え、ダンスをしながらお祝いのメッセージを伝えるというパフォーマンスを練習を重ねて披露しました。これは一見仕事に関係ないようですが、遊びにこだわれるからこそ、仕事にもこだわれるのです。仕事も遊びも一生懸命なスタッフが多いほど、それに比例して院内に活気が生まれると実感しています。

●

　患者さんにより質の高い診療を提供するためには、スタッフ満足度が高くなければならないと考えています。とくに、女性スタッフの多い歯科医院では、女性が働きやすく、また働き続けられる環境整備が求められます。そう考えた私は、スタッフが長く働き続けられる環境作りを目指してきました。院内託児所一つとっても、費用面では正直厳しいといえます。しかし、近年の女性歯科医師の増加など、今後ますます女性に配慮した院内環境の整備が必要になると思います。

Message from 澤泉千加良

> スタッフへの想いを形にして表現した歯科医院づくり！

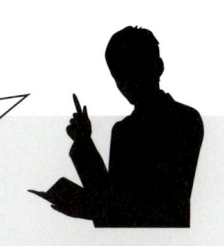

スタッフ満足歯科医院づくりで繁盛！　の成功ポイント

　スタッフへの想いがどんなに強くても、表現しなければスタッフに伝わりません。言葉・行動（取り組み）・物事という具体的な形にして表現することで、スタッフに伝わります。スタッフへの想いは「言行（言葉・行動）化」することがポイントです。

スタッフ満足歯科医院づくりの実践の分析

　「経営者は表現者」という言葉があります。経営者は「周りの人（消費者・国民）」「顧客」「従業員」に対して、さまざまに表現することが重要な仕事の一つだということです。歯科医院の経営者（院長）で考えてみると、

①周りの人（地域の人やまだ来院されていない人）に、歯科医院のこと、先生やスタッフのこと、歯科医療のこと、歯科医院や先生、スタッフの想いなどを表現すること
②患者さん（来院中、これまでに来院していた、紹介してくれた患者さんなど）に、上記を表現すること
③スタッフに、上記を表現すること

となります。

　このなかで、忘れられやすいのが「スタッフへの表現」です。
　岡本院長には、「患者さんにより質の高い医療サービスを提供するためには、提供する側のスタッフが仕事にやりがいと誇りをもち、『この医院に勤めてよかった』と感じることが土台になる」という、スタッフへの想いがあります。その想いを、「復職に向けた取り組み」「新人研修」「研修制度の充実」「専門分野で働く環境創りへの取り組み」「風土作り」という具体的な行動（取り組み）という形で表現した歯科医院づくりを行うことで、院長の想いがスタッフに伝わり、スタッフの定着や復職に繋がっていると感じられます。

4章 スタッフが働き続けたい環境づくり⑧

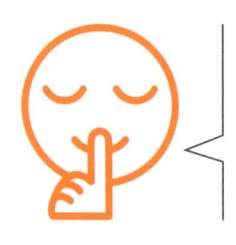

院内感染予防対策が、医院を繁栄・繁盛させる！

（花田真也）

医療法人 はなだ歯科クリニック　基本データ

- 所在地：福岡県大野城市白木原 1-17-4 サンリヤン大野城駅前Ⅳ番館 1F
- 面積：約 102㎡（約 31 坪）
- スタッフ：歯科医師 4 名、歯科衛生士 8 名、歯科助手 4 名、受付 3 名、滅菌専任 2 名、保育士 1 名
- 1 日の平均患者数：70 〜 75 名
- 診療科目：一般歯科、床矯正、予防歯科、インプラント、審美歯科、ホワイトニング
- 診療時間：9：30 〜 18：30（土曜は 9：00 〜 17：00）
- 休診日：日曜・祝日
- 医院 HP：http://4180.cc/

　私が感染予防対策にしっかり力を入れるきっかけになったのは、生田図南先生（熊本県開業）による生田セミナーの受講です。自分の感染予防に対する意識の低さに気づかされ、滅菌・消毒に力を入れるようになりました。それが 2004 年、かれこれもう 10 年以上前の話になります。

　最近、院内感染予防対策が不十分な歯科医院が多いと報道され、その対策に力を入れたいと考えている先生も多いでしょう。しかし、感染予防対策は一朝一夕ではできません。本項では、当院がどのように感染予防対策を充実させていったのかを紹介しますので、参考にしていただければと思います。

スタッフ全員の協力が不可欠

　院内感染予防対策は、その担い手であるスタッフの協力なしには成り立ちません。院長 1 人がやる気になっても、空回りするだけです。まずはなぜ

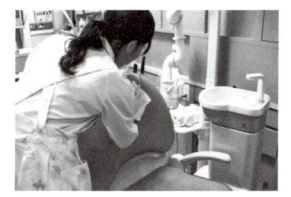

図❶ チェアーの拭き上げ。患者ごとにアシデント（ハイクロソフト酸性水）で清拭

表❶ チェアー3台、1日の患者数24名、1ヵ月の診療日数22日のモデル歯科医院の設備投資例。オートクレーブ1台は既設（ただし、税抜、定価）

ステリマスター	500,000 円	フック付ピンセット	1,980×15 円
クアトロケア	298,000 円	バースタンド リーマースタンドなど	20,000 円
オゾン水生成器	300,000 円	予備インスツルメント	約100,000 円
超音波洗浄器	192,000 円	その他，消毒用小容器類	約30,000 円
タービン、コントラ、ストレート×3	327,000 円	合計	約180万円

院内感染予防対策を充実させるべきなのか、その意味づけが重要です。当院ではミーティングを開き、歯科医院における院内感染の危険性を話しました。そして、いままで十分な対策ができていなかったことをスタッフに謝り、これから充実させたいという私の思いを熱く語りました。

どうする？　院内感染予防対策にかかる費用

最初はお金のかからない、チェアーの拭き上げから始めました。従来は午前中および午後の診療後に行っていたチェアーの拭き上げを、1人の患者さんの診療が終わるごとに行うようにしました（図1）。

感染予防対策には膨大な費用がかかります。たとえば、**表1**のようなモデル歯科医院で約180万円の設備投資が必要です。さらにパートの滅菌専任者の人件費も加わります。私はこのことをスタッフに説明し、経費を節約してその費用を捻出したいと話しました。目的もなく、ただ節約してほしいと言っても、院長の懐に入るお金を増やすためとスタッフに受け取られ、協力を得ることは難しいでしょう。しかし、このように目的がはっきりしていれば、スタッフは協力してくれます。

当院では節約プロジェクトを立ち上げ、スタッフが一生懸命に頑張ってくれました。ディスポーザブル用品の見直し、ディーラー、通販会社ごとに材料の見積りを依頼し、比較検討して最安値で購入するようにしました。また、経費の無駄使いを減らすため、材料の単価を細かく調べてもらいました。

たとえば、光重合レジンならボンディング1滴で約60円、レジン米粒大

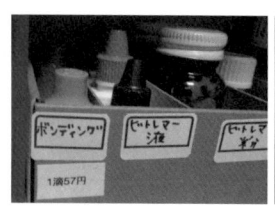

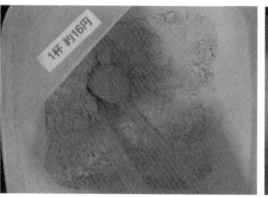

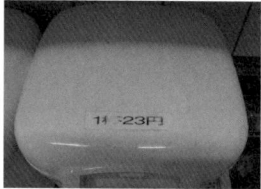

図❷ 材料の値段を調べてもらう。コスト意識の向上

で約 70 円、合計約 130 円。どの医院でも、日常的にアシスタントが必要以上に出してしまっていることがあると思います。たとえば、毎日 5 回ボンディング 1 滴、レジン米粒大を余分に出しているとします。1 日で 650 円、月に 650 × 22 日 = 14,300 円、年間で 14,300 円 × 12 ヵ月 = 171,600 円にもなります。

　当院では、スタッフ全員のコスト意識を向上させるために、アルジネート印象材や石膏の容器に、単価を書いたラベルを貼りました（図 2）。こうすれば、使用するたびにコストを意識します。軽量スプーンも通常の 1 杯分は多すぎるので、半杯のスプーンを作製しました。

　また、時間の無駄を減らすためにできることも、みんなで考えました。まず予約時間を大切に使う。歯科医師待ちのとき、歯科衛生士は P 検査、スケーリング、ブラッシング指導を積極的に行う。カリエス処置は 1 アポイントにつき 2 本以上行う。1 本しかカリエスがない場合は P 処置も行う。インレーやクラウンなど 1 本のみのセットで、時間が余れば他の処置も行う。キャンセルで次のアポイント枠が空いたら、患者さんの都合がよければ 2 回分の処置を行う。たとえば CR 充填を 1 日 3 本多くできれば、1 日約 300 点 × 3 本 = 約 9,000 円、月に約 9,000 円 × 22 日 = 約 198,000 円、年間で約 198,000 円 × 12 ヵ月 = 約 2,376,000 円にもなります。

　それから、キャンセルの防止とキャンセル枠の有効利用を考えました。前日の予約確認の電話をすべての患者さんに行い、うっかり忘れの防止とともに、キャンセル枠を確定します。そして、キャンセル待ちの患者さんに連絡し、その枠に予約を入れます。当日のキャンセルは、連絡が入り次第、すぐに受付がインカムで診療室スタッフに伝え、現在診ている患者さんの治療の延長を促します。こうすればチェアーの空きを減らし、稼働率が上がります。

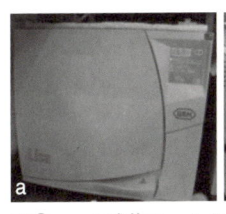

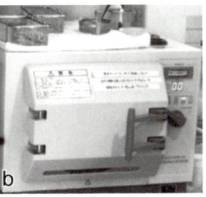

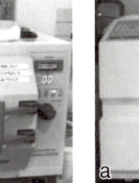

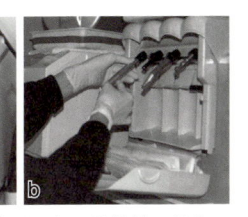

図❸　a：滅菌オートクレーブ（クラスB）、b：ケミクレーブ

図❹　a：クアトロケア、b：ステリマスター（いずれもKaVo）

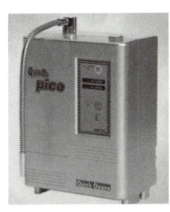

安全性	オゾンは自然に酸素と水に分解、残留性がない	
	人体には、手荒れがしにくい 粘膜部への使用例（角膜、新生児皮膚の消毒等）	
	環境には、排水管の劣化の恐れがない 活性汚泥の微生物への影響がない	
経済性	原料は水のみ	
	従来の消毒液が不要なため、薬剤費の削減になる	

図❺　非耐熱の器具はオゾン水で殺菌。左：クイックオゾンPico（アイ電子工業）、右：Picoの安全性および経済性

このように、感染予防対策の費用を捻出することをきっかけに、スタッフみんなの意識が変わり、節約や効率化を行うことができました。

こうして感染予防対策を充実！

口腔内で使用する耐熱性のものはすべてオートクレーブで滅菌することに決め（図3）、その器具のリストアップを行いました。そして、追加購入したい器具を検討しました。タービンとハンドピースを追加購入して本数を増やし、オイル注入洗浄機であるクアトロケア（KaVo）と高速滅菌器であるステリマスター（KaVo）を導入し、患者さんごとにタービンとハンドピースを交換できる態勢を整えました（図4）。

滅菌する器具が増えると、診療スタッフだけでは消毒・滅菌を行うことができなくなり、パートタイムの滅菌専任スタッフを雇用し始めました。また、オートクレーブを使用できない非耐熱の器具は、すべてオゾン水を使用して殺菌することにしました（図5）。さらに、滅菌や殺菌できない機器にはビニールカバーでラッピングし、使用後は破棄するようにしました（図6）。歯科用に販売されているビニールカバーはコストが高いため、ビニール袋を作製

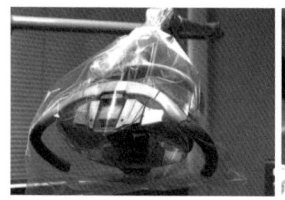

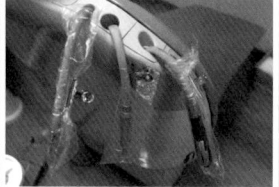

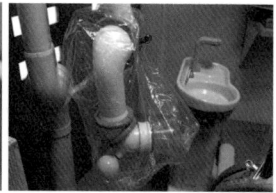

図❻　ユニット周りで手袋で触れるものはビニールで包む

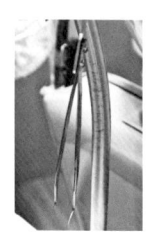

図❼　院内感染防止対策専用ピンセット（Infection Control Forceps）。このフック付きピンセットは、手袋を外さずに引き出しを開けたり、器具を摑んだりするのに重宝している

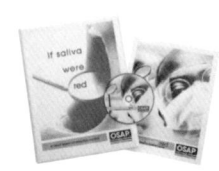

図 ❽　OSAP.org トレーニングシステム DVD（アルファメディカル、http://www.alphamedical.jp/）。手袋を必ず外すためには、個々人の意識を高める必要がある

している会社にセミオーダーで注文し、かなりコストを抑えました。ハンドピースやスリーウェイシリンジをカバーするビニールは1枚1.2円です。患者さん1名あたりのディスポーザブル用品は、紙コップ1.7円、紙エプロン3.3円、手袋2組14 × 2 = 28円、ビニールキャップ4枚（タービン1.2円、エンジン1.2円、ライト5.2円、3シリンジ0.8円）、合計41.4円となりました。

　結構難しいのは、患者さんの口腔内に触れた手袋で清潔なものや場所を触らないことです。とくにアシスタントがつかずに1人で診療しているとき、うっかり手袋をつけたまま引き出しを開けて器具を取り出してしまえば、周りを汚染してしまいます。しかし、忙しい診療室でたびたび手袋を外しては診療効率が下がります。そこで便利なのが、生田先生が考案したフック付きピンセットです（図7）。これを基本セットの中に入れて使用すれば、周りを汚染せずに、手袋をしたまま、引き出しから器具を出せます。

　最後は、「口腔内を触れた手袋で清潔なものを触らない」というスタッフ一人ひとりの意識づけです。これには『If saliva were red』という DVD が効果的です（図8）。題名どおり、「もしも唾液が赤かったら」で、診療中に赤い唾液がついた手袋でいろいろな所を触って真っ赤になるシーンと、正しい診療シーンが収録された DVD です。これをスタッフ全員で見て意見交換をすると、意識がかなり高くなります。

ある健康診断の結果

　ある日、帰宅すると妻に、「健康診断の結果が来て、肝炎が陽性になっていたわよ」と言われました。B型肝炎ウイルスのワクチンは接種しているので、どうせHBs抗体判定（＋）のことだろうと思いながら結果をみると、HCV判定（＋）、C型肝炎要精密検査でした。いったいどこで感染した……。自分の体に針を刺したのは健康診断の採血、インフルエンザのワクチン……。C型肝炎について当然知っていましたが、改めて調べました。急性肝炎を起こした後、20〜40％はインターフェロン治療にて完全著効、60〜80％は慢性肝炎に移行し、20〜30年後に肝硬変、5〜10年後に肝がん……。

　インターフェロン治療は効くだろうか？　いつ入院しようか？　何より精神的なショックが大きかったです。自分の血液にウイルスがいるのではないかという嫌悪感。家族に感染するのではないか？　患者さんとスタッフは大丈夫か？　患者さんやスタッフに告白すべきか？　このまま診療を続けてもよいのだろうか？　とても悩みました。その後、私は肝臓専門医を受診しました。そのとき私の口から出たのは「検査結果は何かの間違いです。これだけ感染予防に力を入れているのに感染は考えられません！」という言葉でした。1週間後の精密検査の結果、C型肝炎には感染していませんでした。

　この体験から、多くの気づきを得ました。感染は他人事ではない、感染者はまずどこで感染したかを考える。もしもスタッフや患者さんが感染してしまったら、その人の一生を左右します。みなさんは自院では絶対に感染しないと言い切れますか？　患者さんやスタッフを感染から守れますか？　自分と家族を感染から守れますか？　感染予防はお金に代えられないもの、つまり愛に似ています。

●

　日本赤十字社が配布している「以下に該当する方は献血をご遠慮ください」という文書（図9）には、エイズやウイルス性肝炎の感染者を疑わせる項目

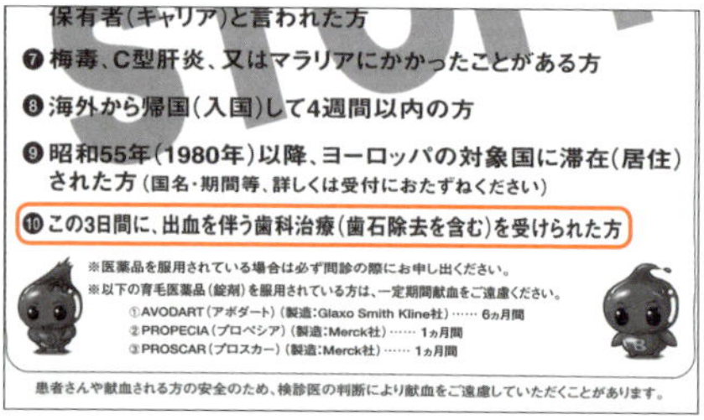

図❾ 日本赤十字社が配布している文書（一部抜粋）。なぜ、この3日間に出血を伴う歯科治療を受けていたら献血できないのだろうか？

表❷　感染対策に関するアンケートの結果

「いつ感染してもおかしくない状態では、常に不安な気持ちで診療することになると思うと、もう他では働けないし、治療もできないと思う。いままで働いてきた医院、実習先などを思い返すと、恐怖を感じる」

「たぶんそんな医院には就職しないと思うが、もしそんな医院であれば怖いと思う。いつ自分が感染するかわからないし、不安に思いながら仕事をしなければならないため、集中できない」

「安心して患者さんに治療を受けてもらえないと思うので、自分の仕事にやりがいや誇りをもって働けなくなると思う。不安になる」

「患者さんに対して罪悪感をもつと思う。自分の身も危ないので、ちゃんと滅菌管理をしているところに勤めたいという気持ちが高くなると思う」

が並んでいます。その最後に、「この3日間に出血を伴う歯科治療（歯石除去含む）を受けられた方は献血をご遠慮ください」と書いてあります。これはそういう意味でしょうか？　菌血症を起こしている可能性があるからだという解釈もあるようですが、他項目から考えると、日本赤十字社は歯科治療でのエイズやウイルス性肝炎の感染を疑っているのかもしれません。

スタッフへのアンケート

　感染予防対策の大切さをスタッフ全員に話した後、「もしあなたが手袋を患者さんごとに交換していない、タービンやハンドピースを患者さんごとに滅菌していないなど、滅菌に対する意識が低い歯科医院に勤めていたとしたら、今日の話を聞いてどのように感じるでしょう」というアンケートをとりました。

　このアンケート結果（表2）からわかるように、院内感染予防対策の徹底はスタッフの定着に大きな効果をもたらします。スタッフの採用に関しても、感染予防対策をアピールすることでよい人材を獲得できます。「この医院は、自分たちや患者さんの健康と安全を真剣に考えている」ということがスタッフに自ずと伝わり、職場の雰囲気、人間関係、士気などがすべて向上します。患者さんと直接接するスタッフのやる気の向上が、集患においてプラスになることはいうまでもありません。スタッフとの関係をよくしたい院長は、感染予防対策に力を入れるのが早道だというのが私の考えです。

Message from 澤泉千加良

「感染予防対策の徹底」は、スタッフや患者さんを大切に思っているメッセージ！

スタッフ満足歯科医院づくりで繁盛！　の成功ポイント

「院内感染予防対策」の取り組みは、「スタッフや患者さんのことを大切にしている歯科医院、大切に思っている院長」か、そうでないかの判断に繋がります。

スタッフ満足歯科医院づくりの実践の分析

スタッフへのアンケートから、「院内感染予防対策の徹底」が現在、そして今後のスタッフ採用や定着、仕事への自信やモチベーションにおいて重要であるとわかります。とくに、複数の歯科医院を回って実習を行う歯科衛生士学校の学生たちは、各医院の院内感染予防対策の違いを肌に感じます。また、一つの歯科医院で実習するケースでも、それぞれの実習先の情報が交換され、院内感染予防対策の違いを知るでしょう。そして、「スタッフを大切にしている歯科医院、大切に思っている院長」かどうかを判断し、就職先を決める大きな要素とするでしょう。

また、既存スタッフも、セミナーや講習会、学会、またフェイスブック、LINEなどのSNSで、他院の歯科衛生士らと交流し、各医院の院内感染予防への取り組みの違いから、「スタッフを大切にしている歯科医院、大切に思っている院長」かそうでないかを判断する一因とするため、スタッフの採用や定着などに関係します。

花田真也院長は自身の経験から、院内感染予防対策はスタッフや患者さんの人生を左右すると考え、取り組んでいます。私はそこから、銀座のバー『ギルビーＡ』で100歳を過ぎても現役ママとして活躍した故有馬秀子さんを思い出しました。有馬さんはある取材でスタッフ教育のコツを質問され、「親御さんから大切なお嬢様をお預かりしているという気持ちで接しております」と答えていました。子どもが生まれたとき、衛生管理を考える親は多くいます。それは、自分たちの大切な子どもだから……。その子どもたちを預かる花田院長が、想いを形（行動・物事）にして表現したのが、院内感染予防対策の徹底でしょう。自院の対策が不安でも、言い出せずに我慢して働くスタッフらも多くいると思います。この対策の徹底が、歯科衛生士らとのコミュニケーションから始まると、花田先生は教えてくれています。

おわりに

　最後までお読みいただきありがとうございました。
　月刊デンタルダイヤモンド「歯科衛生士が活躍する繁盛歯科医院」に執筆いただいた先生方の原稿にコメントを書くため、毎月7回、8回と読み、それを2年間続け、そして今回、本書の18人の先生方の原稿を読んで確信したことがあります。それは、

スタッフ満足歯科医院【Staff Satisfaction 歯科医院】
＝患者さん満足歯科医院【Patient Satisfaction 歯科医院】
＝繁盛歯科医院

つまり、スタッフが働きたい！　働き続けたい！　というスタッフ満足歯科医院をつくり上げることが、患者さんが来院したい！　来院し続けたい！　という、患者さん満足歯科医院づくりに繋がるという「繁盛のヒミツ」です。

・

　「スタッフ満足歯科医院＝患者さん満足歯科医院＝繁盛歯科医院」となるには、理由があります。
　1つ目は当たり前ですが、歯科医院は「人（歯科医師やスタッフ）が、歯科医療を、人（患者さん）に提供する」仕事だからです。人が人に何かを提供する仕事では、提供する側の仕事へのモチベーションが、提供される側の満足度に大きく影響します。歯科医院でいえば、スタッフの仕事へのモチベーションが下がると、提供する歯科医療の質が下がり、患者さんの満足度も下がります。反対に、スタッフの仕事へのモチベーションが上がると、提供する歯科医療の質も、患者さんの満足度も上がるという関係があります。
　2つ目は、患者さん（院外顧客）よりも、院内顧客といわれるスタッフが満足できる歯科医院をつくるほうが難しいからです。患者さんのように、たまに来院する方には、あるいは取り繕うことができるかもしれません。しかし、ともに働くスタッフではそうもいきません。患者さんに言っていることとやっていることの違いなど、歯科医院や院長、他のスタッフの本当の、ありのままの姿がわかってしまいます。そんな、プラスもマイナスもすべて知るスタッフの満足に焦点を当てた歯科医院づくりは、患者さんが満足する歯科医院づくりに繋がっています。
　そして3つ目が、「スタッフ満足歯科医院＝患者さん満足歯科医院＝繁盛歯科医院」が現在、そして今後の流れだと強く感じられるからです。この背景には、予防歯科を推奨してきた結果、

予防目的で来院する患者さんが増え、以前に比べて歯科医院への来院回数や期間が増えたこと、予防処置やカウンセリングなどで患者さんと歯科衛生士らが接する機会が増えたという、かかわりの変化があると感じています。

　その結果、以前は患者さんが感じられなかった、「歯科医院の変化（よい方向、悪い方向）」などを、よく感じられるようになりました。そして、患者さんは歯科衛生士やスタッフの働く姿や成長、長期勤務などから、さらには医院ホームページやブログ、Facebookなどから発信される情報からも、歯科医院や院長先生、スタッフのことを感じられるようになりました。

　本書には、患者さんやスタッフの方への熱く、優しい想いをもち、スタッフ満足歯科医院づくりに真摯に取り組み、患者さん満足歯科医院をつくっている18名の先生方が参加くださいました。自医院だけでなく、歯科全体のことを考え、スタッフや患者さんへの想い、そして、それを形にして表現した取り組みを惜しみなくシェアしていただきました。感謝するとともに、一緒に本書をつくり上げられたことを嬉しく思っています。

　先生方に執筆していただいた原稿を読みながら、本書のシリーズタイトル「行列のできる歯科医院」を、**スタッフが「行列してでも働きたい歯科医院」をつくることが、患者さんが「行列してでも行きたい歯科医院」づくりに繋がる**という意味であると解釈できました。

　本書が、読者の皆様のスタッフが「行列してでも働きたい歯科医院」づくり、そして、患者さんが「行列してでも行きたい歯科医院」づくりのプラスになれば嬉しいかぎりです。

　これからも、「スタッフ満足歯科医院」づくりのサポートと、「スタッフ満足歯科医院を患者さんの歯科医院選びにおける一つの基準として確立する」ために、努力してまいります。

　最後になりましたが、本書の企画、執筆でもたいへんお世話になったデンタルダイヤモンド社の木下裕介氏をはじめ、本書の出版にかかわってくださったすべての方に、心より感謝申し上げます。本当にありがとうございました。

2015年2月
㈲ファイナンシャルプラス
澤泉千加良

【編著者略歴】

澤泉千加良（さわいずみ ちから）

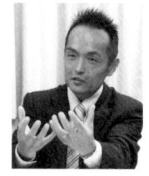

㈲ファイナンシャルプラス代表取締役。全国の「トップ１％歯科医院倶楽部」会員歯科医院や、「歯科医院サポート会計事務所ネットワーク」メンバー会計事務所の顧問先歯科医院の経営とスタッフ育成を継続的にサポート。また、歯科医院の女性院長やスタッフ、歯科企業経営者、講師、コンサルタントなど、歯科界で働く女性たちのリーダーとなる女性リーダーの育成・活躍に力を注ぎ、歯科界での女性の活躍に貢献している。月刊デンタルダイヤモンド「歯科衛生士が活躍する繁盛歯科医院」に２年間執筆いただいた院長先生方と本書に参加していただいた院長先生方の「スタッフ満足歯科医院」づくりに真摯に取り組まれる想いに共感して、「スタッフ満足歯科医院」づくりのサポートと「スタッフ満足歯科医院を患者さんの歯科医院選びの一つの基準として確立する」ために、「スタッフ満足歯科医院＝患者さん満足歯科医院」プロジェクトをスタートさせる。
著書に、「歯科医院で実践！　スタッフ教育マネジメント」（デンタルダイヤモンド社）、「ファンをつくり出す歯科医院経営」「紹介・口コミで患者さんは絶対増える」「患者さんを増やす仕組みづくり」（以上、クインテッセンス出版）がある。

【連絡先】㈲ファイナンシャルプラス
〒103-0027 東京都中央区日本橋1-2-16 BLUEMARK83 601号
TEL：03-3275-8148　E-mail：info@e-8148.com
●歯科医院サポート会計事務所全国ネットワーク　http://www.shika-kaikei.net
●澤泉千加良 Facebook　https://www.facebook.com/sawaizumi
●「スタッフ満足歯科医院＝患者さん満足歯科医院」プロジェクト
　http://www.facebook.com/StaffSatisfaction

行列のできる歯科医院６
繁盛のヒミツ

発行日――2015年４月１日　第１版第１刷
編著者――澤泉千加良
発行人――湯山幸寿
発行所――株式会社デンタルダイヤモンド社
　　　　　〒113-0033
　　　　　東京都文京区本郷3-2-15　新興ビル
　　　　　TEL 03-6801-5810（代）
　　　　　http://www.dental-diamond.co.jp/
　　　　　振替口座　00160-3-10768
印刷所――能登印刷株式会社
ⒸChikara SAWAIZUMI, 2015
落丁、乱丁本はお取り替えいたします。

・本書の複製権・翻訳権・上映権・譲渡権・公衆送信権（送信可能化権を含む）は、㈱デンタルダイヤモンド社が保有します。
・ JCOPY ＜出版者著作権管理機構　委託出版物＞
・本書の無断複写は著作権法上での例外を除き禁じられています。複写される場合は、そのつど事前に㈳出版者著作権管理機構（TEL：03-3513-6969、FAX：03-3513-6979、e-mail：info@jcopy.or.jp）の許諾を得てください。